Matthi

Humar

von Pf

Matthias Merz

Humane Arbeitsbedingungen von Pflegekräften im Krankenhaus

Eine notwendige Neuausrichtung
auf Grundlage der sozialen Perichorese

Mit einem Geleitwort von Prof. Dr. Markus Babo

Tectum Verlag

Matthias Merz
Humane Arbeitsbedingungen von Pflegekräften im Krankenhaus
Eine notwendige Neuausrichtung auf Grundlage der sozialen Perichorese

© Tectum – ein Verlag in der Nomos Verlagsgesellschaft, Baden-Baden 2020
ISBN 978-3-8288-4478-0
ePDF 978-3-8288-7509-8

Gesamtverantwortung für Druck und Herstellung:
Nomos Verlagsgesellschaft mbH & Co. KG
Printed in Germany

Besuchen Sie uns im Internet
www.tectum-verlag.de

Bibliografische Informationen der Deutschen Nationalbibliothek
Die Deutsche Nationalbibliothek verzeichnet diese Publikation
in der Deutschen Nationalbibliografie; detaillierte bibliografische
Angaben sind im Internet über http://dnb.d-nb.de abrufbar.

Zum Geleit

Die Corona-Pandemie hat in aller Radikalität die hohe Bedeutung des Pflegeberufs für unsere Gesellschaft offenbart. Die wohlfeilen öffentlichen Lobeshymnen stehen jedoch in deutlicher Diskrepanz zu den mitunter höchst desolaten Arbeitsbedingungen Pflegender in deutschen Kliniken, die seit vielen Jahren hinlänglich bekannt sind, ohne dass sich Grundlegendes geändert hätte. Dass es dabei nicht nur um eine notwendige, der Qualifikation und Leistung angemessene finanzielle Besserstellung geht, sondern sich das Selbstverständnis des Pflegeberufes verändern muss, arbeitet Matthias Merz in der vorliegenden Monographie heraus, die in ihrer ursprünglichen Fassung im Sommer 2017 an der Katholischen Stiftungshochschule München als Masterarbeit eingereicht und im Oktober 2018 mit dem Gertrud-Luckner-Preis des Deutschen Caritasverbandes ausgezeichnet wurde.

Der Autor entdeckt in den Forschungen des Sozialethikers Wilhelm Korff (1926–2019) zur ‚Sozialen Perichorese‘ einen zentralen anthropologisch-ethischen Maßstab für eine humangerechte Gestaltung gesellschaftlicher Institutionen. Wendet man diesen auf die Pflege an, lässt sich zeigen, dass die Reduzierung des Pflegeberufs auf den historisch gewachsenen Fürsorgeaspekt letztlich zu inhumanen Arbeitsbedingungen und einer hohen beruflichen Unzufriedenheit vieler Pflegekräfte führt, weil dadurch die beiden anderen, für das soziale Miteinander gleichermaßen notwendigen und den reinen Brutpflegeimpuls korrigierenden Aspekte der Selbstbehauptung und der Selbstverwirklichung vernachlässigt werden, die ihrerseits im Durchsetzungsimpuls und im Willen zu sachbezogener Befriedigung der eigenen Bedürfnisse begründet liegen. Dies ist für das Selbstverständnis der Pflege als Beziehungsgeschehen von ebenso hoher Relevanz wie für die Gestaltung der Arbeitsbedingungen in den Kliniken und die Festlegung der Rahmenbedingungen im Gesundheitswesen. Erst wenn alle drei naturalen Antriebsbedingungen menschlicher Interaktionen auch auf struktureller und institutioneller Ebene hinreichend berücksichtigt sind, wird eine würdevolle, ausfüllende und zufriedenstellende berufliche Selbstverwirklichung (wieder) möglich. Dies sollte in unser aller Interesse sein.

Die aktuelle Herausforderung durch COVID-19 wäre eigentlich die beste Gelegenheit, neu über den Stellenwert all dessen nachzudenken, was für das Leben und Zusammenleben der Menschen in dieser Gesellschaft *wirklich* bedeutsam ist – und was uns dies dementsprechend wert sein muss. Für ein Umdenken in dem bislang völlig vernachlässigten Bereich der Pflege stellt die vorliegende Arbeit ein wichtiges Argumentarium bereit. Es bleibt zu wünschen, dass dem Buch die gebührende breite Aufmerksamkeit in Fachkreisen, Bildungs- und Gesundheitseinrichtungen sowie in der Politik zukommt.

München, im August 2020   Markus Babo

Inhaltsverzeichnis

Abkürzungsverzeichnis

1 Kor 12:	Erster Korintherbrief des Apostels Paulus, Kapitel 12
Am:	Das Buch Amos
BA:	Bundesagentur für Arbeit
BayUniKlinG:	Gesetz über die Universitätsklinika des Freistaates Bayern (Bayerisches Universitätsklinikagesetz)
BGB:	Bürgerliches Gesetzbuch
BMJV:	Bundesministerium der Justiz und für Verbraucherschutz
BÄK:	Bundesärztekammer
dbb:	beamtenbund und tarifunion
DRG:	Diagnosis Related Groups
Dtn:	Das Buch *Deuteronomium*
Ex:	Das Buch *Exodus*
Gen:	Das Buch *Genesis*
GfK:	GfK-Nürnberg, Gesellschaft für Konsum-, Markt- und Absatzforschung e.V.
GS:	Pastoralkonstitution über die Kirche in der Welt von heute *„Gaudium et Spes"*
HMG LSA:	Hochschulmedizingesetz des Landes Sachsen-Anhalt
KBV:	Kassenärztliche Bundesvereinigung
LE:	Enzyklika *Laborem exercens*
MBO-Ä:	(Muster-)Berufsordnung für die in Deutschland tätigen Ärztinnen und Ärzte
Mk:	Das *Evangelium nach Markus*
NEXT-Studie:	nurses early exit study
PflBG:	Pflegeberufegesetz
SVR:	Sachverständigenrat zur Begutachtung der Entwicklung im Gesundheitswesen

1. Die Relevanz theologischer Ethik für sozialwirtschaftliche Fragestellungen

Kann die theologische Ethik Antworten auf Fragen der aktuellen, zunehmend komplexer und differenzierter werdenden Arbeitswelt generieren? Können teils mehr als zweitausend Jahre alte Texte der Bibel für eine ethische Reflexion der modernen Wirtschaft in Betracht kommen? Diese Fragen drängen sich unweigerlich auf, nähert man sich einem wirtschaftlichen Thema unter theologischem Vorzeichen. Die christliche Theologie steht – insbesondere dann, wenn sie sich explizit als theologische Wissenschaft versteht,– vor der großen Herausforderung, vor dem Hintergrund der neuzeitlichen Aufklärung ihre Bedeutung herauszustellen, und dies im Hinblick auf alle Lebensbereiche des Menschen. Diese Herausforderung ist Anspruch zugleich. Doch eben dieser Anspruch ergibt sich aus dem neuzeitlichen Denken, das seinen Ausgang in der Aufklärung nimmt. Als Teilbereich der Theologie beschäftigt sich die christliche Sozialethik mit den sittlichen Strukturen und Ordnungen, die menschliches Handeln normieren (Korff 2006b: 768). Der Mensch ist zeit seines Lebens in Strukturen eingebunden, denen er sich nicht ohne weiteres entziehen kann. War es bis vor wenigen Jahrhunderten noch selbstverständlich, dass die Weltordnung (etwa in Form des Λόγος) oder „die Natur" menschliches Handeln determinierte und Institutionen wie die Kirche Deutungshoheit über das moralisch Gute und Schlechte beanspruchte, hat die Aufklärung diese Deutungshoheit in Frage gestellt und eine Wende herbeigeführt. Diese „Wende der Vernunft nach außen" (Korff 2006b: 769) entdeckte den Menschen in seiner Subjekthaftigkeit, der die ihn umgebende Wirklichkeit nun neu entdeckte und interpretierte.

> „Von daher kann er [der Mensch, M.M.] dann auch der ihn tragenden gesellschaftlichen Realität mit ihren mannigfaltigen handlungsbestimmenden Strukturen keine von seinem Subjektstatus unabhängig zu definierende sittliche Vernunft zubilligen. [...] Es gibt nicht nur gutes und schlech-

tes Handeln im Hinblick auf gegebene gesellschaftliche Ordnungsvorgaben, gut oder schlecht können auch die dieses Handeln normierenden Ordnungsvorgaben selbst sein. Damit sieht sich der Mensch nicht nur in *Gehorsamsverantwortung* [kursive Hervorhebung im Original, M.M.] vor sie gestellt, sondern auch in *Gestaltungsverantwortung* [kursive Hervorhebung im Original, M.M.] für sie gerufen" (Korff 2006b: 769).

Hierin liegt der Grund, warum christliche Sozialethik auch für die Deutung ökonomischer Phänomene oder, was im Folgenden Gegenstand sein wird, für die ethische Beurteilung von Arbeitsstrukturen und -bedingungen Relevanz beanspruchen kann. Ökonomische Ordnungen und Strukturen sind Menschenwerk. Darum kommt dem Mensch die Aufgabe einer sittlichen Ausgestaltung dieser Strukturen zu. Doch bedarf es zur sittlichen Beurteilung stets eines ethischen Koordinatensystems und einer Quelle, aus der ebenjene Beurteilungskriterien generiert werden. Eine wichtige Quelle solcher Kriterien stellt für die Theologie die Bibel dar. Doch damit wird der Anspruch der Theologie im ethischen Dialog mit anderen Wissenschaften nicht leichter. Im Gegenteil! Die Bibel kann nur für denjenigen Autorität beanspruchen, der bereit ist, ihr diese Autorität zuzuerkennen. Bekanntlich wird ihr diese Autorität nicht von allen Menschen zugestanden. Vielmehr wäre es für nicht wenige Menschen irrational, den normativen Anspruch biblischer Aussagen anzuerkennen. Würde sich jedoch die Theologie das Siegel der Irrationalität selbst auferlegen, wäre jede vernünftige Debatte mit anderen Wissenschaftsdisziplinen obsolet. Der christlichen Theologie kommt somit die Aufgabe zu,

> „mit den Mitteln vernünftiger Reflexion den Glauben an den biblisch bezeugten Gott Jesu Christi zu begleiten, je neu zu versprachlichen und zu plausibilisieren, [und sie, M.M.] wird nicht darauf verzichten können und wollen, sich auf die Bibel als *Heilige Schrift* [kursive Hervorhebung im Original, M.M.] zu beziehen und den expliziten Weltgestaltungsauftrag und -anspruch als ein Identifikationsmerkmal des Christentums aus dieser Quelle zu reflektieren" (Heimbach-Steins 2013: 130).

Doch damit gilt es einer weiteren Gefahr zu begegnen. Die Gewinnung normativer Einsichten ist nicht allein auf die Bibel oder auf Heilige Schriften anderer Religionen begrenzt. Das Argument, einer ethischen Einsicht müsse normativer Charakter zukommen, weil sie ihren Anspruch aus der Bibel beziehe, wäre kein Vernunft-, sondern ein reines Autoritätsargument. Der Theologie kommt demnach die weitere Aufgabe zu, trotzdem die Vernünftigkeit dieser Art von Normgewinnung aufzuzeigen (Heimbach-Steins 2013: 137). Dieses Vorhaben ist nicht leicht, jedoch nicht unmöglich. M. Heimbach-Steins verweist hierzu auf zwei wichtige Voraussetzungen, damit dies gelingen kann (Heimbach-Steins 2013: 138): Es gilt einerseits nach der Lebenswelt, das bedeutet nach dem Kontext zu fragen, in dem der jeweilige normativ zu interpretierende biblische Text abgefasst wurde. Dabei steht die Frage im Vordergrund, welche Ziele mit bestimmten Vorschriften verfolgt wurden oder warum Lebens- und Problembereiche auf eine bestimmte Art geregelt wurden. Der Wissensstand der damaligen Zeit ist nicht vergleichbar mit dem heutigen Wissensstand. Hierfür hat sich die Methode der historisch-kritischen Exegese entwickelt.[1] Sie kann den Facettenreichtum und den Wandel religiöser Erfahrungen und Überzeugungen sowie ihren sittlichen Anspruch in den einzelnen Texttraditionen vor dem jeweiligen historischen Kontext aufzeigen. Die theologische Ethik fragt über die historisch-kritische Exegese hinaus danach, wie der sittliche Anspruch der Bibel in der heutigen Zeit unter geänderten Lebensbedingungen Gültigkeit und Anspruch erfahren kann (Schockenhoff 2014[2]: 47). Neben der Erschließung der damaligen Lebenswelt muss demnach auch nach der aktuellen Lebenswelt gefragt werden, für die die alten Texte zur Interpretation herangezogen werden. Wer sich den biblischen Texten nähern und Normen aus ihnen gewinnen will, muss sich seiner eigenen Rezeptionsbedingungen und -bezüge, die im Interpretationsvorgang stets im Hintergrund stehen, bewusst sein. Zu fragen ist nach „ethische[n, M.M.] Analogate[n, M.M.]" (Heimbach-Steins 2013: 138) zwischen biblischer und heutiger Lebenswelt. Wenn also in der „biblischen Zeit" Menschen ihre Arbeit als mühevoll und anstrengend empfanden, weil Landwirtschaft der

---

1 Beispielhaft kann der Dekalog genannt werden. In der (religiösen) Begründung ethischer Normen wird häufig auf den Dekalog rekurriert. Jedoch liefern die Gebote und Verbote des Dekalogs für viele ethische Entscheidungssituationen keine konkreten Handlungsanweisungen. Würde etwa das Tötungsverbot streng absolut ausgelegt, dürften im medizinischen Bereich niemals lebenserhaltende Maßnahmen eingestellt werden. Das Tötungsverbot galt zu keiner Zeit absolut, war im Judentum etwa das Töten im Krieg oder die Todesstrafe davon ausgenommen (Hilpert 2009: 80). Problemlagen, die sich heutzutage aufgrund des medizinischen Fortschritts stellen, konnten in der vorchristlichen Zeit vom Tötungsverbots gar nicht erfasst werden.

vorherrschende Arbeitssektor war und moderne Arbeitsgeräte nicht zur Verfügung standen, wenn Arbeitsbedingungen als ausbeuterisch und entwürdigend beschrieben wurden wie es der Prophet Amos tat (Am 4,1; 5,11f.; 8,4–6;[2] Schmidt 1995[5]: 203f.), dann können die Gegebenheiten und Herausforderungen der heutigen Arbeitswelt nicht mit den damaligen Bedingungen unreflektiert gleichgesetzt werden. Eine Analogie herzustellen bedeutet, das an sich Mühevolle beider Zeiten herauszustellen. Auch hat in Deutschland die im Buch Amos beschriebene Ausbeutung einer Unterschicht durch eine Oberschicht heute keine Bedeutung mehr, dennoch führen wirtschaftliche Zwänge zu einer Gestaltung der Arbeitswelt, die prekäre Arbeitsverhältnisse eher zementiert und verschärft statt sie zu beseitigen. Auch für den Gesundheitssektor kann eine negative Entwicklung der Arbeitssituation durch ökonomische Vorgaben konstatiert werden. Die Krankenhäuser sehen sich aufgrund mehrerer Faktoren mit einem Kostendruck konfrontiert, der sich auf die Arbeitsbedingungen von Krankenpflegekräften in den Kliniken negativ niederschlägt. Während die Ärzteschaft seit Mitte der 90er Jahre einen Stellenzuwachs von 50.000 Vollzeitstellen und eine Verdopplung der Personalkosten verzeichnen kann, führte die Entwicklung für die Krankenpflege im gleichen Zeitraum zu einer Kürzung der Stellen um 25.000 Vollzeitstellen und konstant bleibenden Personalkosten. Krankenpflegekräfte in Deutschland müssen sich in Deutschland um mehr Patienten kümmern wie in kaum einem anderen europäischen Land (Weidner 2019: 11). Diese Arbeitsverdichtung im pflegerischen Alltag führt zu einer weit verbreiteten psychischen und physischen Arbeitsbelastung. Die eben skizzierten ökonomischen Einflussfaktoren sind dabei nicht als alleinige Ursache anzusehen. Der Krankenpflegeberuf hat seine historischen Wurzeln in der christlichen Krankenfürsorge. Mit ihm verbunden waren christliche Werte und Tugenden, die eng mit der Nächstenliebe verknüpft sind. Im Laufe der Zeit entwickelte sich die Krankenpflege zu einem Tätigkeitsbereich, in dem sich Frauen „emanzipieren" konnten, weil Frauen die mit Fürsorge verbundenen Tugenden geradezu naturhaft mitbrachten. Betrachtet man das Geschlechterverhältnis und die indi-

---

2 Alle genannten Bibelverse sind der Einheitsübersetzung entnommen, Die Bibel 2017[2].

viduelle Motivation im modernen Krankenpflegeberuf so fällt auf, dass der Anteil weiblicher Pflegekräfte den Anteil männlicher Pflegekräfte noch immer deutlich übersteigt und dass die fürsorgliche Einstellung, anderen Menschen helfen zu wollen, weiterhin den dominierenden Grund für eine Tätigkeit in der Krankenpflege darstellt, was nicht selten dazu führt, eigene Interessen und Bedürfnisse zu vernachlässigen. Es sollte daher auch Aufgabe der Theologie sein, mit ihrem heutigen Wissensbestand Reflexionsinstrumente bereitzustellen, um das Berufsbild Pflege insgesamt zu einem modernen, ethisch-human stimmigen Berufsbild weiterzuentwickeln, ohne dabei auf den grundlegenden Aspekt der Fürsorge zu verzichten. Es gilt der Fürsorge jenen Platz zuzuweisen, der ihr aus anthropologischer Sicht zukommt. Die christliche Sozialethik bietet hierfür ein reiches Spektrum an Denkmustern.

Zur Bewältigung dieser Aufgabe wird in einem ersten Schritt (Kap. 2) das biblische Arbeitsverständnis zugrunde gelegt, das durch eine sozialethische Bewertung ergänzt wird. Es wird deutlich werden, dass der Mensch zwar zur Arbeit berufen ist, allerdings unter dem Anspruch, dass trotz aller Mühsal Selbstverwirklichung und -entfaltung möglich sein müssen. Arbeitsbedingungen haben ihren normativen Bezugs- und Bewertungspunkt in der menschlichen Person. Da der Mensch stets in Institutionen, Strukturen und Ordnungsgefüge eingebunden ist und diese sein Handeln determinieren, gilt es in einem weiteren Schritt (Kap. 3) das Verhältnis von Individuum, Institution und Organisation aufzuzeigen. Zum Erwerb des Lebensunterhalts ist Arbeit grundsätzlich erforderlich. Dabei sind Arbeitsbedingungen jedoch so zu gestalten, dass sie dieses Erfordernis für die arbeitende Person nicht nur zur Belastung wird, sondern einen humanen und freien Entfaltungsraum bereithalten. Dies gilt insbesondere für Berufe, die von einem hohen Heteronomiegrad gekennzeichnet sind, so auch für den Pflegeberuf. Es wird sich deutlich werden, dass strukturelle Einbindung und freie individuelle Entfaltung einander bedingen und in ein ausgeglichenes Verhältnis gebracht werden müssen. In Kap. 4 wird die soziale Perichorese als eine sozialethische Theorie vorgestellt, die einen wichtigen Beitrag für die ethisch-humane Bestimmung sämtlicher gesellschaftlicher Ordnungen leisten kann. Menschliches Handeln ist von den drei naturalen Antrieben der Aggression, Fürsorge und des sachhaften Gebrauchens geprägt. Die institutionelle und organisationale Bedingtheit menschlichen Handelns erfordert die Aufnahme und Realisierung der anthropologisch angelegten Antriebe durch diese. So wird eine Identifikation des Individuums mit der jeweiligen Institution und Organisation möglich, weil hierdurch eine freie Entfaltung des Individuums ermöglicht wird. Eine in diesem Sinne triadisch angelegte berufliche Tätigkeit wird als weniger belastend erfahren. Die Konkretisierung dieser Theorie in der Krankenpflege erfolgt in Kap. 5. Angesichts der Ansprüche der jüngeren Arbeitnehmergenerationen sowie akademisch ausgebildeter Krankenpflegekräfte wird der Frage nachgegangen, ob das derzeitige Berufsbild nicht einer Weiterentwicklung bedarf, welche sich an den Bedürfnissen der Krankenpflegekräfte orientiert. Aufgrund der starken Assoziation von Krankenpflege und Fürsorge wird auf den verschiedenen Einflussebenen an einem veralteten Pflegebild festgehalten. Auf Makroebene betrifft dies die berufsrechtlichen Regularien des Pflegeberufegesetzes (PflBG) oder bestehende pflegeethische Theorien, auf Mesoebene die Mitarbeiterführung sowie Arbeitsbedingungen beeinflussende Krankenhausstrukturen, auf Mikroebene die individuelle berufliche Motivation. Es besteht der Verdacht, dass der Fürsorgetrieb in einer Weise dominiert, dass Aggression und sachhaftes Gebrauchen mit ihm unvereinbar zu sein scheinen. Für viele Krankenpflegekräfte stellt der Aspekt der Fürsorge im Patientenkontakt das entscheidende Moment beruflicher Motivation dar, demgegenüber eigene Interessen- und Bedürfniserfüllung häufig als nachrangig angesehen werden. Aus sozialperichoretischer Perspektive erweist sich dagegen der sachhaft gebrauchende Impetus als fruchtbar, da individuelle Interessen- und Bedürfniserfüllung sowie Fürsorge erst durch ihn jenen Stellenwert erhalten, der in der Pflege notwendig ist. Erst dadurch werden eine adäquate Patientenversorgung, eine humane Mitarbeiterführung, aber auch ethisch angemessene Entscheidungen im operativen und strategischen Management ermöglicht.

2. Arbeit –
eine biblisch-sozialethische Betrachtung

Arbeit nimmt im Leben des Menschen einen nicht unerheblichen Anteil an Lebenszeit ein und prägt menschliches Dasein ganz wesentlich. Schon die biblischen Zeugnisse weisen auf darauf hin, weshalb im Folgenden zunächst ein kurzer schöpfungstheologischer Zugang zum Phänomen Arbeit erfolgt. In einem weiteren Schritt wird die christlich-sozialethische Dimension von Arbeit näher betrachtet. Da die biblischen Texte eine große Fülle an Aussagen zur menschlichen Arbeit bereithalten, muss eine gezielte Auswahl erfolgen.

2.1 Das biblisch-theologische Verständnis von Arbeit

2.1.1 Arbeit – eine alt- und neutestamentliche Perspektive

Zu Beginn einer Perspektive auf das biblische Arbeitsverständnis ist eine Anmerkung notwendig. Es kann „die eine" systematische biblische Perspektive nicht geben, da zu bedenken ist, dass die ältesten alttestamentlichen Texttraditionen vermutlich auf das zehnte Jahrhundert vor Christi Geburt zu datieren sind und alle weiteren Texttraditionen in den nachfolgenden Jahrhunderten abgefasst wurden (Schmidt 1995[5]: 47). Die ältesten neutestamentlichen Schriften sind somit ein Jahrtausend nach Abfassung der frühesten alttestamentlichen Texttraditionen entstanden. Angesichts dieser enormen zeitlichen Spannweite[3], ist bei der exegetisch-hermeneutischen Arbeit stets der jeweilige historische Kontext zu berücksichtigen, sodass unter Umständen wi-

---

3 Auf den langwierigen und komplexen Entstehungsprozess des biblischen Kanons kann an dieser Stelle nicht eingegangen werden. Allerdings lassen sich nur vor dessen Hintergrund die zahlreichen Widersprüchlichkeiten und Differenzen in der gesamten biblischen Schrift verstehen. Siehe hierzu u.a.: Zenger 2006[6], Schmidt 1995[5].

dersprüchliche, zumindest aber unterschiedliche Auffassungen bezüglich der Bedeutung menschlicher Arbeit vorgefunden werden können.

Die zwei wohl prominentesten Stellen, in denen Arbeit als zentrale Dimension menschlichen Seins beschrieben wird, finden sich zu Beginn des Alten Testaments in den beiden Schöpfungsberichten Gen 1–2,3 sowie Gen 2,4–2,25. Beide Erzählungen sind wohl zu unterschiedlichen Zeiten abgefasst worden und entstammen unterschiedlichen Überlieferungskreisen (Zenger 2006[6]: 77f.). Trotz dieser Differenzen ist ihnen eine wesentliche Deutung menschlicher Arbeit gemeinsam. Gemäß dem zweiten Schöpfungsbericht (Gen 2,4–2,25), dem älteren der beiden Schöpfungsberichte (Lang 2005: 67), wird der Mensch von Gott in den Garten Eden gesetzt, um ihn zu bearbeiten und zu hüten (Gen 2,15). Der Arbeitsauftrag ist dem Menschen bereits seit Beginn seiner Existenz mit auf den Weg gegeben. Das im hebräischen Urtext (Biblia Hebraica) verwendete Lexem עבד ('bd) („arbeiten") weist noch eine weitere Bedeutung auf. עבד kann über „arbeiten" hinaus mit „einer Gottheit dienen" oder „sie verehren" übersetzt werden (Gesenius 1962[17]). Hier zeigt sich, dass Arbeit nach Auffassung der Verfasser nicht die negative Konnotation besitzt, wie es heutzutage oft der Fall ist. Vielmehr eröffnet Arbeit dem Menschen eine Möglichkeit, die ihn in die Nähe Gottes bringt (Reiterer 2006: 917). Das dem Verb עבד zugehörige Substantiv עֶבֶד ('æbæd), „Diener" (Gesenius 1962[17]), bringt genau diesen Aspekt zum Ausdruck: Indem der Mensch arbeitet, erweist er sich als Diener Gottes. Damit wird jedoch keine ontologische Aussage getroffen. Der erste Schöpfungsbericht (Gen 1–2,3) lässt die theologische Schlussfolgerung zu, dass der Mensch zwar von Gott zur Arbeit berufen, sie jedoch kein Wesensbestandteil menschlicher Existenz ist. Gott erschuf den Menschen als sein Abbild, verbunden mit dem Auftrag, sich zu vermehren, die Erde zu bevölkern und über sie und alle übrigen Geschöpfe zu herrschen.

> „Allerdings wird der Mensch nicht *durch* [kursive Hervorhebung im Original, M.M.] Arbeit zum Menschen. Was ihn von den anderen Geschöpfen unterscheidet ist die Gottesebenbildlichkeit (vgl. Gen 1,26). Es ist sein besonderer Gottesbezug und nicht seine Arbeit, die ihn als Menschen auszeichnet und seine Würde begründet. Der von Gott unter allen Lebewesen so ausgezeichnete Mensch erhält dann den Auftrag, die Welt durch seine Arbeit zu gestalten" (Kardinal Lehmann 2010: 17f.).

Demzufolge lässt sich keine naturgegebene Arbeitspflicht ableiten, die den Menschen zur Arbeit zwingt.[4] Der zweite Schöpfungsbericht nennt indes auch eine negative Sichtweise menschlicher Arbeit. Es wird dabei nicht das Tätigsein des Menschen an sich abgewertet, sondern die oft mühevollen Umstände des Arbeitens als Strafe Gottes gedeutet, da das Verhältnis des Menschen aufgrund des Sündenfalls zu Gott, zu seinen Mitmenschen und zur gesamten Schöpfung nachhaltig gestört ist (Kardinal Lehmann 2010: 18). Gemäß althebräischer Vorstellung liegt auf dem Erdboden göttlicher Segen. Die Erde ist fruchtbar und bringt Pflanzen sowie Nahrung hervor (Lang 2005: 68). Der Mensch arbeitet im Garten Eden unter geradezu paradiesischen Umständen. Nach dem Sündenfall vertreibt Gott den Menschen aus dem Garten, der Boden wird mit einem Fluch belegt:

> „(...), ist der Erdboden deinetwegen verflucht. Unter Mühsal wirst du von ihm essen alle Tage deines Lebens. Im Schweiße deines Angesichts wirst du dein Brot essen, bis du zum Erdboden zurückkehrst; denn von ihm bist du genommen (...)" (Gen 3,17.19).

An dieser Stelle zeigt sich eine Konkretisierung des biblischen Textes auf die Landwirtschaft. In einer landwirtschaftlich geprägten Gesellschaft konnten sich die Leser bzw. Hörer der Schrift sehr gut mit der Aussageabsicht dieses Textes identifizieren. Der Mensch bleibt nach wie vor zur Arbeit berufen, jedoch führt der Fluch zu einer Veränderung der Arbeitsumstände. Brachte die Erde im paradiesischen Zustand aufgrund ihrer Fruchtbarkeit die Früchte noch selbst hervor, so bewirkt der Fluch, dass die Erde ihre „Fruchtbarkeit bis auf Reste verliert. Jenseits von Eden lebend, muss sich der Mensch mit einem mageren Boden abplagen, der seine Frucht nicht mehr von selbst hervorbringt" (Lang 2005: 68). Beide Schöpfungsberichte zeigen, dass die biblischen Schriften die verschiedenen Facetten menschlicher Arbeit abbilden. Ihr positiver Impetus ist in der Ermöglichung des Tätigseins und schöpferischen Wirken-Könnens zu sehen. Andererseits ist sie mit Anstrengung, Mühsal und Leid verbunden. Auch und gerade in heutiger Hinsicht kommt somit dem Postulat Kardinal Lehmanns große Be-

---

4 So kennt etwa der Katholizismus die kontemplative Lebensform in Ordensgemeinschaften, in der das Ordensmitglied seine Zeit nicht der Arbeit, sondern der Kontemplation widmet.

deutung zu: „Um wahrhaft human zu sein, bedarf die Arbeit wie alles menschliche Handeln der ethischen Weisung und der rechtlichen Regelung" (Kardinal Lehmann 2010: 18).

Auf die neutestamentliche Perspektive sei an dieser Stelle nur in aller Kürze eingegangen. Der Apostel Paulus, ursprünglich Zeltmacher von Beruf, wird als arbeitender Mensch geschildert (Apg. 18, 1–3; 20,34). Arbeit scheint für ihn selbstverständlich und notwendiger Bestandteil menschlichen Lebens zu sein. Im zweiten Brief an die Thessalonicher fordert er explizit: „Wer nicht arbeiten will, soll auch nicht essen" (2 Thess 3,10). Ebenso fordert die Didachae, die älteste bekannte christliche Gemeindeordnung, von Durchreisenden, durch Arbeit ihren Lebensunterhalt zu verdienen, wenn sie sich länger als drei Tage in einer Gemeinde aufhalten (Kardinal Lehmann 2010: 19). „Die paulinische Empfehlung und sogar Hochschätzung manueller Arbeit entspricht dem Arbeitsethos des hellenistischen Judentums insgesamt" (Lang 2005: 73).

Obwohl sich aus beiden alttestamentlichen Schöpfungsberichten weder ein Zwang zur Arbeit noch eine wesensimmanente Eigenschaft der Arbeit für den Menschen ableiten lässt, fordert das Alte Testament zum Tätigsein auf. Das, was Gott in seinem Schöpfungsakt gewirkt hat, ist dem Menschen zur weiteren Sorge aufgegeben. Somit

> „steht jede gesellschaftliche Ordnung der Arbeit, in der Menschen ihr arbeitendes Tun nur als Mühsal und Last, als Druck und Zwang, als Ausbeutung und Fremdbestimmung – und nicht auch als verantwortliche Mitarbeit an der 'Hege und Pflege der Schöpfung Gottes' erfahren können [–, M.M.], unter biblisch-theologischer Fundamentalkritik" (Große Kracht 2010: 195).

2.1.2 Arbeitsruhe – das Sabbatgebot

Die derzeitige Arbeitswelt ist von grundlegenden Veränderungen geprägt. Viele Faktoren spielen hier eine Rolle, aber in analoger Weise wie die Erfindung der Dampfmaschine die industrielle Revolution in Gang brachte, bringt auch die Digitalisierung viele Veränderungen mit sich, die sich im privaten Leben bemerkbar machen. Moderne Kommunikationsmittel führen zu einer zunehmenden Entgrenzung von Arbeit und Privatleben, was sich in manchen Berufsbranchen in einer

Erwartungshaltung von permanenter Verfügbarkeit zeigt. Dauerhafte Erreichbarkeit (auch an Wochenenden und im Urlaub) oder die Möglichkeit, jederzeit und überall dienstliche E-Mails zu lesen und zu beantworten, lassen viele Menschen nicht mehr zur Ruhe kommen. Auch in den Pflegeberufen muss aufgrund des Personalmangels im Pflegesektor im Allgemeinen und kurzfristiger personeller Ausfälle im Speziellen jederzeit damit gerechnet werden, an dienstfreien Tagen zur kurzfristigen Übernahme eines Dienstes gerufen zu werden.

Von den altorientalischen Kulturen Vorderasiens ist bekannt, dass für sie Arbeit und Arbeitsruhe ein komplementäres Paar bildeten. Babylonische Arbeitsverträge aus dem zweiten Jahrtausend vor Christus belegen, dass Arbeiter an jedem zehnten Tag einen freier Tag gewährt wurde, in Israel war dem Landarbeiter an jedem siebten Tag frei zu geben (Lang 2005: 75). Die seit dem babylonischen Exil (6. Jhd. v. Chr.) für den Ruhetag gebräuchliche Bezeichnung *Sabbat* hielt auch Einzug in die beiden Fassungen des Dekalogs. In der deuteronomischen Fassung (Dtn 5, 12–15) wird der Sabbat mit der Befreiung des Volkes Israels aus der ägyptischen Sklaverei begründet. Nach sechs Tagen Arbeit soll am siebten Tag kein Mensch (Sklaven werden hier ausdrücklich mit einbezogen) und kein Tier arbeiten, um der Befreiungstat Gottes zu gedenken. Die Dekalog-Fassung im Buch Exodus (Ex 20, 8–11) begründet das Sabbatgebot auf andere Weise. Hier wird auf den ersten Schöpfungsbericht Bezug genommen. Gott erschuf die Welt an sechs Tagen, am siebten Tag ruhte er. Diesen Arbeitsrhythmus sollen Mensch und Tier nachahmen.

„Mit der Institutionalisierung des wöchentlichen Ruhetags geht dessen Ideologisierung einher" (Lang 2005: 76). Damit ist ein wesentlicher Wechsel in der Begründung des Ruhetags vollzogen. War er zunächst als pragmatische Einrichtung zum Schutz des Arbeiters gedacht, kommt dem Ruhetag nun die Bedeutung eines göttlichen Gesetzes zu. Damit einher ging nun die Sanktionierbarkeit des Sabbatgebots bei dessen Nichteinhaltung (Lang 2005: 76). Die strikte Einhaltung des Sabbatgebots ist in einigen Strömungen des Judentums bis heute zu finden. Jesus interpretierte dieses Gebot dagegen in einem pragmatischeren Sinn. Von den Pharisäern darauf hingewiesen, dass seine Jünger am Sabbat Kornähren abrissen, antwortete Jesus, dass der Sabbat für den Menschen da sei, nicht der Mensch für den Sabbat (Mk 2,27).

Hier kommt die dienende Funktion des Sabbat zum Ausdruck. Für die heutige Arbeitswelt kann die Bedeutung des jesuanischen Wortes gar nicht hoch genug eingeschätzt werden. Gerade weil sich der Mensch als arbeitendes Wesen auszeichnet, bedarf es Ruhephasen. Die progrediente Entgrenzung von Erwerbsarbeit und Privatleben droht das Bedürfnis nach Ruhe in den Hintergrund zu drängen. Analog zu Mk 2,27 weist die Sozialenzyklika *Laborem exercens* (LE) der Erwerbsarbeit jene Bedeutung zu, die ihr zukommt: Die Arbeit ist für den Menschen da, nicht der Mensch für die Arbeit (LE 6). In einer Zeit, in der zunehmende Verfügbarkeit des Arbeitnehmers auch über die vereinbarte Arbeitszeit hinaus verlangt wird, muss stetig darauf hingewiesen werden, dass Arbeit der Verwirklichung sowie dem Lebensunterhalt des Menschen zu dienen hat. Dieses Diktum kann auch den Pflegeberufen einen wichtigen gedanklichen Impuls liefern, wenn selbstverständlich erwartet wird, kurzfristig einzuspringen, ohne die geleisteten Überstunden aufgrund des Personalmangels zu einem anderen Zeitpunkt ausgleichen zu können.

2.2 Die christlich-sozialethische Perspektive der Arbeit

Eine theologisch-sozialethische Perspektive auf das Thema Arbeit kommt nicht umhin, bei der Person, das bedeutet beim Menschen anzusetzen. Die biblische Grundlegung macht deutlich, dass das Phänomen Arbeit nur vom Menschen her entfaltet und beleuchtet werden kann, nicht umgekehrt. Nicht der Mensch hat sich nach der Arbeit zu richten, sondern die Arbeit bzw. die Arbeitsbedingungen nach dem Menschen, da ihre Grundbedingung in der menschlichen Existenz liegt. Es wurde aus den vorangegangenen Überlegungen deutlich, dass sich der Vollzug der Arbeit aus schöpfungstheologischer Perspektive aus dem Menschsein (und seiner Gottebenbildlichkeit) ableitet und nicht das Menschsein aus der Arbeit. Macht man sich bewusst, dass das vorherrschende ökonomische Handelssystem mit all seinen diffizilen Verflechtungen in seinen Ursprüngen auf einfachsten Tauschbeziehungen zur Befriedigung elementarster Bedürfnisse beruht, wird deutlich, dass Erwerbsarbeit, verstanden als Sicherung des persönlichen

Lebensunterhalts, keinen Selbstzweck, sondern stets ein Mittel zum Zweck darstellt.

2.2.1 Die Unterscheidung zwischen *Arbeit* und *Wirken*

Einen hilfreichen und konstruktiven Impuls für die sozialethische Betrachtung der Arbeit liefert die von Dietmar Mieth getroffene Unterscheidung zwischen *Arbeit* und *Wirken* (Mieth 1999).[5] D. Mieth kritisiert ein Arbeitsverständnis, wonach die Dimensionen Arbeit und Wirken gleichgesetzt werden und die Würde der menschlichen Arbeit vom Wirken her interpretiert wird, wie es etwa in der Sozialenzyklika Laborem exercens vollzogen wird (Mieth 1985: 29). Menschliches Tätigsein ist auf das Erreichen bestimmter Ziele bzw. Zwecke gerichtet. Dem Erreichen des jeweiligen Zwecks sind drei verschiedene Tätigkeitsformen zugeordnet. Die erste Tätigkeitsform ist die *Arbeit*: Arbeit zielt auf die Existenzerhaltung, indem hierfür die notwendigen Mittel besorgt werden. Es handelt sich dabei um Erwerbsarbeit. Die zweite Tätigkeitsform sieht D. Mieth im *Spiel*. Das Spiel ist nicht so eindeutig, verfolgt es doch verschiedene Zwecke. Entweder schlägt das Spiel in Arbeit um und ist damit Existenzerhaltung gerichtet, oder es bleibt zweckfrei. Als dritte Tätigkeitsform macht D. Mieth das *Wirken* aus. Das Wirken ist zwischen der Arbeit und dem Spiel einzuordnen und dient der Selbstverwirklichung des Menschen, der Entfaltung des individuellen Lebensentwurfs (Mieth 1999: 88). Vom Arbeiten grenzt sich das Wirken im Aspekt der Souveränität ab (siehe zu den drei Formen der Souveränität auch Mieth 1999: 89). Zu wirken bedeutet, über Zeit zu verfügen (*Zeitsouveränität*). Wer wirkt, kann sich seine Zeit und den Zeitpunkt seines Wirkens frei einteilen. Dem Wirken ist somit ein eigener Rhythmus zu eigen. Wer über Zeitsouveränität verfügt, kann den Rhythmus bestimmen, sodass der Mensch in die Lage versetzt

---

5 Hinsichtlich des Beitrags von D. Mieth muss der zeitliche Kontext berücksichtigt werden. So lag die Arbeitslosenquote Ende der 1990er Jahre über 10% und die Erwerbstätigkeit von Frauen war noch nicht so üblich und selbstverständlich wie derzeit. Manche Aussagen erscheinen daher zum gegenwärtigen Zeitpunkt nicht mehr aktuell. An der Aktualität seiner grundlegenden sozialethischen Aussagen hat der Beitrag jedoch bis heute nichts verloren.

wird, den Rhythmus individuell anzupassen (Mieth 1985: 12). Die zweite Form der Souveränität ist in der *Sachsouveränität* zu sehen. Der Wirkende

> „bestimmt mit, was gestaltet wird. Er hat Anteil an der Ganzheitlichkeit eines Herstellungsprozesses und seines Produktes. [...] Er hat eine Verpflichtung auf die sachliche Ganzheit, die sich im wesentlichen auch in den Faktoren Mitsprache, Mitwirkung und Mitbestimmung ausdrücken sollte" (Mieth 1999: 89).

Was hier auf einen handwerklichen Herstellungsprozess im Sinne eines herstellbaren Produkts bezogen ist, lässt sich ohne Schwierigkeiten auch auf den Dienstleistungsprozess und das Dienstleistungsergebnis, wozu auch heilkundliche Tätigkeiten zählen, übertragen. Als letzte Form der Souveränität nennt D. Mieth die *personale Souveränität*. Hiermit sind Selbstverwirklichung sowie der personale Ausdruck des Wirkenden gemeint.

Wie bereits bei der biblischen Grundlegung der Arbeit deutlich wurde, ist der Mensch aus schöpfungstheologischer Sicht nicht als arbeitendes Wesen geschaffen. Arbeit kann nicht aus der Schöpfungstätigkeit Gottes abgeleitet werden (Mieth 1985: 17). Gott bewirkt das Schöpfungswerk aus freien Stücken, er arbeitet nicht und ist daher nicht fremdbestimmt. Ferner wirkt Gott

> „grundsätzlich alles, was er selbst wirkt, mit sich selbst und durch sich selbst. Es gibt hier also keinen Unterschied zwischen Subjekt der Tätigkeit, Instrument der Tätigkeit und Erfolg der Tätigkeit. [...] Dann kann nämlich das Schöpfungs*werk* [Kursive Hervorhebung im Original, M.M.] Gottes nicht zum Symbol menschlicher *Arbeit* [Kursive Hervorhebung im Original, M.M.] werden" (Mieth 1985: 17).

Wenn der Mensch aufgrund seiner Ebenbildlichkeit mit Gott am Schöpfungswerk Gottes mitwirken soll, ist damit impliziert, dass diese Art von Tätigkeit ein Wirken und keine Arbeit darstellt (Mieth 1985: 18). Gott ist als Schöpfer in zeitlicher, sachlicher und personaler Hinsicht souverän. In seinem Wirken ist der Mensch dies auch. Arbeit ist dagegen mit Mühsal verbunden und schließt das Nicht-Gott-Sein sowie die Folgen der Sünde mit ein (Mieth 1999: 90; ebenso Mieth 1985: 20). Wer in einem abhängigen Arbeitsverhältnis steht, ist in vielfältiger Hinsicht seinem Arbeitgeber gegenüber verpflichtet (Heteronomie). Der Arbeitgeber bzw. die Strukturen der Arbeitsorganisation geben den Rhythmus vor, in dem Arbeit vollzogen werden muss. Dieser Rhythmus steht oftmals im Gegensatz zur Eigen-Rhythmik des Arbeitnehmers (Haeffner 1999: 7). Unter diesen Bedingungen wirkt der arbeitende Mensch nicht, sondern er arbeitet. Gleichwohl ist festzuhalten, dass Arbeit aus biblischer Perspektive nicht ausschließlich negativ konnotiert ist. Arbeit ist notwendig für die Befriedigung der alltäglichen Grundbedürfnisse (Mieth 1985: 22). Die Erzeugung der notwendigen Mittel hierzu erfolgt häufig unter schwierigen und mühseligen Bedingungen.

An dieser Stelle ist einer Romantisierung oder gar Idealisierung menschlicher Tätigkeit vorzubeugen. D. Mieth merkt an, dass die Unterscheidung von Arbeit und Wirken eine rein analytische oder akademische und keine empirische sowie weder das eine noch das andere in Reinform in der Praxis zu finden sei (Mieth 1999: 92f.). Vielmehr handelt es sich „meistens um eine Art Synthese" (Mieth 1999: 93). Dennoch kommt dieser Unterscheidung praktische Relevanz zu. Manche Menschen mögen ihre Arbeit mit all ihrer Mühsal als schlichte Notwendigkeit empfinden, die allein der Existenzsicherung dient und nicht der Selbstverwirklichung. Andererseits finden auch Menschen mit Berufen, in denen sie sich verwirklichen können, mühsame Aspekte. D. Mieth möchte mit dieser Dichotomie vielmehr aufzeigen, dass die mühseligen Augenblicke des Arbeitens „unter einem anderen Vorzeichen [stehen, M.M.]. Sie [die Mühsal, M.M.] ist nicht das vorherrschende Merkmal, und sie ist deshalb erträglicher" (Mieth 1999: 93). Berufliche Tätigkeiten mit hoher Fremdbestimmung können demnach als belastender und stressbehafteter erlebt werden, als Berufe mit hohem autonomen Gestaltungsspielraum, das heißt mit hohem Grad an zeitlicher, sachlicher und personaler Souveränität. Die Unterscheidung von Arbeit und Wirken ermöglicht die Eröffnung eines Reflexionshorizontes, vor dessen Hintergrund über die Gestaltung von Arbeitsbedingungen und -inhalten nachgedacht werden kann. Die Implementierung von Elementen der Arbeit und des Wirkens in der Gestaltung der beruflichen Rahmenbedingungen ist individuell vorzunehmen. Ziel sollte dabei ein möglichst hoher Anteil an Elementen des Wirkens sein. Eine berufliche Tätigkeit, die von einem hohen Anteil an Elementen des Wirkens gekennzeichnet ist, kann als humane Arbeit gelten (Mieth 1999: 93). Das Postulat der humanen Arbeit weist bereits auf den Menschen als Ausgangs- und Bezugspunkt für die Ausgestaltung von Arbeitsbedingungen. Der Bezugspunkt Mensch findet im sozialethischen *Personalitätsprinzip* seinen Ausdruck. Bevor das Personalitätsprinzip und seine institutionellen/strukturellen Konsequenzen näher entfaltet werden, ist noch in aller Kürze auf den Begriff der *Arbeit* einzugehen.

2.2.2 Der Begriff der *Arbeit*

Alles, was bisher über das Phänomen Arbeit dargelegt wurde, erfordert eine Definition von Arbeit, dessen Bedeutungsgehalt all dies in sich vereint. Gerd Haeffner SJ legt eine solche Definition vor. Er beschreibt Arbeit als

> „Eine regelmäßig in sehr ähnlicher Weise vollzogene, oft mühevolle menschliche Tätigkeit, die einen beträchtlichen Teil der aktivitätsfähigen Lebenszeit ausfüllt und die primär um eines ihr äußeren Zwecks willen getan werden muss" (Haeffner 1999: 5).

Der arbeitende Mensch ist aufgrund seiner Gottebenbildlichkeit ein tätiges Wesen, was sich als Wirken, nicht als Arbeit erweist. Auch wenn Arbeit faktisch als Erwerbsarbeit der Sicherung des Lebensunterhalts dient, muss dem Menschen grundsätzlich die Freiheit zukommen, sich für oder gegen die Aufnahme einer Arbeit entscheiden zu können. Insofern darf kein politisches, ökonomisches oder anderes System derart gestaltet sein, dass es den Menschen zur Aufnahme einer Erwerbsarbeit zwingt. Jeglicher Zwang würde dieser Freiheit entgegenstehen. Der Zweck menschlicher Arbeit liegt nicht in ihr selbst begründet, sie ist kein Selbstzweck. Aus schöpfungstheologischer Sicht wird der Mensch nicht erst durch Arbeit zum Menschen, wäre er doch in diesem Fall unfrei. Vielmehr ist der Zweck menschlicher Arbeit extrinsisch begründet. Der Mensch soll sich gemäß der beiden Schöpfungsberichte die Erde untertan machen und sie bearbeiten sowie hüten. Der dahinterliegende Zweck ist in der Befriedigung der existentiellen Grundbedürfnisse durch die Beschaffung der „dafür nötigen Lebens-Mittel (im weitesten Sinn dieses Wortes)" (Haeffner 1999: 6) zu sehen, sodass Arbeit eine regelmäßig wiederkehrende Tätigkeit darstellt.[6] Wie noch zu zeigen sein wird, müssen ökonomische, politische und gesellschaftliche Strukturen elementare Anreize beinhalten, die das Individuum dazu veranlassen, freiwillig eine Erwerbsarbeit aufzunehmen. Nur in diesem Fall wird die Freiheit des Menschen im Kontext Arbeit geachtet. Dem steht der Aspekt der Mühsal und Schwere nicht entgegen. Auch wenn der Mensch arbeiten soll, muss daraus nicht resultieren, dass Arbeit stets mit Freude verbunden ist und leicht vonstattengeht geht. Alttestamentlich gesprochen ist Mühsal Strafe Gottes als Folge des Sündenfalls. Soll der Mensch an den mühseligen Anforderungen der modernen Arbeitswelt nicht zugrunde gehen und arbeitsfähig bleiben, sind bestimmte Regeln oder vielmehr Prinzipien aufzustellen, die dem Erhalt menschlicher Arbeitsfähigkeit und -williigkeit dienen. Entgegen vielfach geäußerter Bedenken, dass dies in einem stark arbeitsteiligen, segmentierten und differenzierten ökonomischen System aufgrund bestehender Abhängigkeiten und Zwänge nicht so einfach möglich sei, muss immer wieder entgegengehalten werden, dass alle ökonomischen Prozesse sowie individuelle Arbeitsbedingungen menschengemacht und somit gestaltbar und interpretierbar sind – in positiver wie negativer Hinsicht. Prinzipien sind an dieser Stelle wichtig, weil sie aufgrund ihres Abstraktionsgrades zwar keine konkreten Handlungs- und Gestaltungsvorgaben bieten und somit die Handlungsfreiheit des Akteurs nicht einschränken, aber dennoch eine bestimmte, sittlich stimmige Richtung für die Ausgestaltung sämtlicher Lebensbereiche vorgeben (Maio 2017[2]: 17f.).

2.2.3 Die normative Relevanz des Personalitätsprinzips

Die christliche Sozialethik kennt vier Sozialprinzipien: Personalität, Solidarität, Subsidiarität und Retinität (Nachhaltigkeit).[7] Sozialprinzi-

---

6 Gleichwohl muss auf die wichtige grundlegende Errungenschaft des deutschen Sozialstaats hingewiesen werden, wonach jedem Bürger eine existentielle Grundsicherung zur Befriedigung seiner Grundbedürfnisse auch ohne Arbeit zusteht. Insofern ist Arbeit streng genommen als hinreichende, nicht jedoch als notwendige Bedingung zur existentiellen Grundsicherung zu verstehen.

7 Ob der Retinität der Status eines Sozialprinzips zukommt, ist umstritten; Hilpert 2003b: 1673.

pien stellen oberste sittliche Grundsätze zur Sicherung des gesellschaftlichen Zusammenlebens dar. Sie zielen darauf ab, dass der
Mensch in allen gesellschaftlichen (Teil-)Systemen stets in seiner Subjekthaftigkeit geachtet wird und sich unter humanen Bedingungen entfalten kann.

> „Sie [die Sozialprinzipien, M.M.] fußen auf Einsichten in die anthropolo-
> gische Verfasstheit des Menschen und in die konstitutionellen Zusam-
> menhänge von Individuum und Gemeinschaft, zielen allerdings über de-
> ren wechselseitige Verpflichtungen hinaus auf strukturelle, institutionelle
> und systemische Ordnungsgestalten, die nicht nur das physische Überle-
> ben, sondern das Subjektsein für alle in funktional differenzierten, hoch-
> gradig artifiziellen (Staat, Recht, aber auch alle weiteren Ordnungsgestal-
> ten als Produkte gesellschaftlicher Übereinkunft) und nach Gesichts-
> punkten der Macht organisierten Gesellschaften ermöglichen" (Hilpert
> 2003b: 1672).

Unter den genannten Sozialprinzipien kommt dem Personalitätsprinzip eine vorgelagerte Bedeutung zu. Die Prinzipien der Solidarität und
Subsidiarität sind dem Personalitätsprinzip zugeordnet (Heimbach-
Steins 2008: 187; Bernard 2006: 62; Höhn 2006: 62). Das Personalitäts-
prinzip kann somit als das „Grundprinzip der Gesellschaftsgestaltung"
(Heimbach-Steins 2008: 183) gelten. Maßstab für die strukturelle Ge-
staltung sämtlicher Lebensbereiche ist der Mensch in seiner Person-
haftigkeit. Das „Personalitätsprinzip kennzeichnet in der katholischen
Soziallehre einen analytischen und normativen Maßstab zur ethischen
Auszeichnung der Strukturen und Institutionen einer Gesellschaft"
(Höhn 2006: 61). Diese Grundüberzeugung ist in der Pastoralkonstitution *Gaudium et Spes* (GS) festgehalten:

> „Wurzelgrund nämlich, Träger und Ziel aller gesellschaftlichen Institutio-
> nen ist und muß [sic!] auch sein die menschliche Person, die ja von ihrem
> Wesen selbst her des gesellschaftlichen Lebens durchaus bedarf" (GS 25)
> Außerdem hält die Konstitution weiter fest: „Die gesellschaftliche Ord-
> nung und ihre Entwicklung müssen sich dauernd am Wohl der Personen
> orientieren; *denn die Ordnung der Dinge muß* [sic!] *der Ordnung der Per-
> sonen dienstbar werden und nicht umgekehrt* [kursive Hervorhebung
> durch M.M.]" (GS 26).

Die menschliche Person stellt das handlungsleitende und unhintergeh-
bare Momentum für das gesellschaftliche Zusammenleben und die
Ausgestaltung gesellschaftlicher Interaktionsformen dar. Als Wurzel-

grund, Träger und Ziel aller gesellschaftlichen Institutionen spannt sich vom Urpunkt Mensch ein Koordinatensystem auf, in das sämtliche Interaktionsformen und Strukturen eingeordnet werden müssen. Mit anderen Worten: Das Personalitätsprinzip muss in sämtlichen Lebensbereichen seinen strukturellen Niederschlag finden.

An dieser Stelle kann auf die Bedeutung der anthropologischen Verfasstheit als Basis der Sozialprinzipien näher eingegangen werden, wie in der Definition von K. Hilpert genannt. Bei der Ausgestaltung und der anschließenden ethischen Bewertung gesellschaftlicher Strukturen, Organisationen und Institutionen hinsichtlich der Realisierung des Personalitätsprinzips ist unbedingt nach den biologisch-anthropologischen Grundbedingungen menschlicher Existenz zu fragen. Sie nicht zu berücksichtigen, würde dem sittlichen Anspruch des Humanen zuwiderlaufen. Eine Ethik, die diese Dimension menschlicher Existenz außer Acht lässt, ist mindestens fragwürdig. Erkenntnisse über die anthropologischen Grundbedingungen kann die ethische Disziplin allerdings nicht alleine generieren. Ethik, verstanden als die „methodisch-kritische Reflexion auf das menschliche Handeln unter dem Gesichtspunkt der Sittlichkeit" (Pöltner 2006: 328), ist stets auf Erkenntnisse der Human- und Naturwissenschaften angewiesen. Konkret bedeutet dies, dass Erkenntnissen aus Disziplinen wie Medizin, Soziologie oder Biologie sittliche Relevanz zukommt. Diese Disziplinen erzeugen Verfügungswissen, das nach einer ethischen Reflexion in Orientierungswissen mündet. Die sittliche Relevanz anthropologischer Grundbedingungen ergibt sich aus dem ethischen Grundsatzes *ultra posse nemo tenetur (über das Können hinaus ist niemand verpflichtet).* Die „Fähigkeiten und Möglichkeiten des Einzelnen" (Schockenhoff 2014[2]: 642) stellen ein unhintergehbares Proprium dar. Ist der Mensch Wurzelgrund aller gesellschaftlichen Institutionen, so ist bei der Beurteilung politischer, gesellschaftlicher und ökonomischer Organisationen und Institutionen zu überprüfen, ob die anthropologischen Grundbedingungen strukturell verwirklicht sind. Arbeitsbedingungen, die die anthropologischen Bedingungen nicht oder nur unzureichend berücksichtigen, sind aus ethischer Perspektive fragwürdig und widersprechen dem Prinzip der Personalität.

Die zweite Bestimmung in GS 25, in der der Menschen als Träger aller gesellschaftlichen Institutionen ausgewiesen wird, geht auf das

Verhältnis von Mensch und Institution ein. Institutionen und Organisationen bestehen niemals aus sich heraus, sondern bedürfen eines Trägers. Die Institution der sozialen Marktwirtschaft sichert einerseits die Effizienz und freie Koordination aller in der Wirtschaft tätigen Akteure, sie zielt andererseits ebenso auf die Gestaltung einer sozial gerechten Gesellschaftsordnung, etwa in Form der sozialen Sicherungssysteme (Anzenbacher 2003: 1635f.). Ihre Existenz ist allerdings nur so lange gesichert, wie der Souverän sie trägt und sie durch eine andere Wirtschaftsordnung ablöst. In gleicher Weise besteht eine betriebliche Organisation in Form eines Unternehmens nur für jenen Zeitraum, in dem Menschen für die Organisation arbeiten und sie dadurch aufrecht erhalten. Ist der Mensch Träger aller gesellschaftlichen Institutionen, so stellt er ebenfalls das ethische Beurteilungskriterium der institutionellen bzw. organisationalen Stimmigkeit hinsichtlich des Humanen dar.

Institutionen existieren nie um ihrer selbst willen oder sind Zweck für sich selbst. Sie bedürfen eines Ziels, auf das sie hinweisen und das es zu verwirklichen gilt (Richter 2009: 17). GS 25 identifiziert den Menschen als dieses Ziel. Die Institution soziale Marktwirtschaft zielt in gleicher Weise auf die Ermöglichung freier Interaktionen und die Herstellung eines Interessensausgleichs zwischen wirtschaftlichen Akteuren wie auf die soziale Absicherung im Sinne der Realisierung einer gerechten Gesellschaftsordnung. Dadurch wird einerseits dem Streben des Menschen nach Leistung und Selbstentfaltung Raum gegeben, aber auch dem Bedürfnis nach existentieller Absicherung. Menschenwürdiges Leben muss für Menschen, die im ökonomischen Setting nicht erfolgreich sind, möglich sein. Die Institution soziale Marktwirtschaft ist daran zu messen, ob sie dieses Ziel realisiert oder verfehlt.[8]

---

8 Dass der Mensch unbedingt als Wurzelgrund, Träger und Ziel aller gesellschaftlichen Institutionen zu betrachten ist, verdeutlicht den funktionalen Charakter von Institutionen und Organisationen . „Mit der Bestimmung des Personalitätsprinzips als eines ‚Sozialprinzips' und seiner Fundierung in der Würde des sich selbst aufgegebenen, freien und unvertretbaren Menschen [...] als ‚Ebenbild Gottes' [...] wird der politisch-ökonomischen Verfassung einer Gesellschaft und ihrer Organisation in funktionalen Teilsystemen (z.B. Wirtschaft, Recht, Bildung) eine instrumentale Funktion zugewiesen. Sie sind ebenso Bedingung wie Resultat menschlicher Interaktion und stehen als solche im Dienst des Menschen, dessen ontologische Signatur als ‚Individualität-in-Sozialität' zu bestimmen ist" (Höhn 2006: 62).

Um volle Wirksamkeit zu entfalten, müssen die abstrakten Sozialprinzipien, demnach auch das Personalitätsprinzip, in konkrete Handlungsvorgaben münden (Höhn 2006: 62). Hierfür bedarf es moralischer Normen, die in ihrer Mittlerfunktion helfen, das entsprechende
Prinzip situativ in konkretes Handeln überführen. Moralische Normen
stellen „der menschlichen Praxis immanente Strukturbedingungen ge-
lingenden Lebens" (Schockenhoff 2014²: 486) dar. Sie nehmen eine
mittlere Stellung ein zwischen den ihnen übergeordneten

> „Prinzipien der praktischen Vernunft und ihren handlungsleitenden Ur-
> teilen, die dem konkreten Tun vorangehen. Ihnen eignet ein mittlerer
> Konkretisierungsgrad, insofern sie die Grundbedingungen gelingenden
> Menschseins auf einzelne Handlungsbereiche hin aufschlüsseln und so
> Maßstäbe für die Beurteilung menschlicher Praxisfelder bereitstellen"
> (Schockenhoff 2014²: 487).[9]

Für die spätere Darstellung der sozialen Perichorese ist dieser Aspekt
relevant. Die soziale Perichorese gründet auf Einsichten in die anthropologische und biologische Verfasstheit des Menschen und berücksichtigt dabei seine verhaltensbiologischen Anlagen. Menschliche Praxis bleibt trotz aller kognitiven Fähigkeit des Menschen, sein Handeln
reflektieren und gestalten zu können, stets durch biologisch-anthropo-
logische Grundbedingungen begrenzt. Damit kommt der biologischen
Dimension ebenfalls normative Relevanz zu (*ultra posse nemo tenetur*).

2.2.4 Die Sozialenzyklika *Laborem exercens*

Im Jahr 1981 wurde die Sozialenzyklika *Laborem exercens* (LE) veröf-
fentlicht. Ihr Anlass war ein Doppelter. Einerseits jährte sich die Veröf-
fentlichung der Sozialenzyklika *Rerum novarum* aus dem Jahre 1891
zum neunzigsten Mal (LE: 1). Rerum novarum gilt als Geburtsstunde
der katholischen Soziallehre (Schasching 2003: 1505). Den zweiten
Anlass bot der damals bevorstehende Umbruch in den Bereichen

---

9 Vgl. hierzu auch Maio 2017²: 11–19: G. Maio gliedert die unterschiedlichen Reflexi-
onsebenen ethischen Argumentierens auf. Normen sind als Grundlage moralischer
und rechtlicher Urteile anzusehen. Als abstrakter Maßstab für einen bestimmten
Typus von Handlungen geben sie demnach keine konkreten Handlungsvorgaben,
sondern dienen ihrerseits der Realisierung der ihnen übergeordneten Werte.

Technologie, Wirtschaft und Politik. Johannes Paul II. beschrieb, dass die bevorstehenden Entwicklungen „auf die Welt der Arbeit und der Produktion ebenso starke Auswirkungen haben werden wie die industrielle Revolution des vorigen Jahrhunderts" (LE: 1). Dass eine rasch fortgeschrittene Technologisierung der Arbeit stattgefunden hat, die zu einer Verdrängung menschlicher Arbeitskraft in vielen Wirtschafts- und Dienstleistungsbereichen führte,[10] lässt sich aus heutiger Perspektive unzweifelhaft feststellen. Neben einer Verdrängung menschlicher Arbeitskraft führte die technologische Entwicklung in manchen Berufssparten zugleich zu einer zunehmenden Beschleunigung und dauerhaften Verfügbarkeit menschlicher Arbeit. Insbesondere im Dienstleistungssektor führte die Entwicklung zudem zur Schaffung prekärer Arbeitsverhältnisse („Niedriglohnsektor", Leiharbeit, befristete Arbeitsverträge u.a.m.). Insofern besitzt das Anliegen der Enzyklika, auf die Würde des arbeitenden Menschen hinzuweisen, damit „ein echter Fortschritt für den Menschen und die Gesellschaft entsteht" (LE: 1), ihre bleibende Gültigkeit und Aktualität. Drei Aspekte von LE sollen im Folgenden herausgestellt werden:

1. Die biblische Fundierung von Arbeit: Ausgehend von den Schöpfungsberichten in Genesis wird „die Arbeit als eine fundamentale Dimension menschlicher Existenz auf Erden dargestellt" (LE: 4). Indem der Mensch den von Gott erhaltenen Auftrag, sich die Erde untertan zu machen und sie zu beherrschen, erfülle, erweise er sich als Abbild Gottes (LE: 4). Auf diesen Zusammenhang wird an späterer Stelle noch einmal Bezug genommen, wenn es heißt, der Mensch nehme durch seine Arbeit am Schöpfungswerk Gottes teil („Das Bewußtsein [sic!] von der menschlichen Arbeit als einer Teilnahme am Wirken Gottes" [LE 25]). Johannes Paul II. führt weiter aus, dass in Genesis das Schöpfungswerk selbst in Form von Arbeit dargestellt werde (LE: 25). Diese Gleichsetzung von Wirken/Werk und Arbeit wird von D. Mieth fundamental kritisiert und abgelehnt (s. Kap. 2.2.1.). D. Mieth beschreibt Arbeit und Wirken als zwei unterschiedliche Dimensionen menschlichen Tätigseins, weshalb die Würde der Arbeit nicht von

---

10 Natürlich hat die Technologisierung auch neue Tätigkeitsfelder im Bereich der Informationstechnologie und anderen Telekommunikationsbereichen geschaffen. Diese positive Entwicklung sei hier nicht unerwähnt.

einer Interpretation des Wirkens hergeleitet werden dürfe (Mieth 1985: 29).

2. Arbeit in ihrer objektiven und subjektiven Dimension: In den Kapiteln 5 und 6 wird eine Unterscheidung von Arbeit in ihren objektiven und subjektiven Sinn vorgenommen. Die objektive Dimension der Arbeit (LE: 5) betrifft ihren instrumentellen Charakter. Durch die Tätigkeitsform der Arbeit, kann der Mensch den von Gott erhaltenen Herrschaftsauftrag über die Erde erfüllen. Explizit wird auch der Dienstleistungssektor genannt. Er bestehe aus der „Verbindung der Schätze der Erde [...] mit der Arbeit des Menschen, der körperlichen wie der geistigen [...]" (LE: 5). In ihrer subjektiven Dimension gründet Arbeit in der Personhaftigkeit des Menschen („Als Person ist der Mensch daher Subjekt der Arbeit" [LE: 6]). Als Subjekt der Arbeit, müssen alle Handlungen im Arbeitsprozess der Verwirklichung des Menschseins dienen.[11] Dieser Arbeitsprozess vollzieht sich oftmals unter schwierigen und mühevollen Umständen (LE: 9).[12] Arbeit stellt für den Menschen ein Gut dar, weil sich im Vollzug der Arbeit der Mensch selbst als Mensch verwirklicht und „mehr Mensch wird" (LE: 9). Gelingt dies, erweist sich Arbeit als ein würdiges Gut. Die daraus abgeleitete „moralische Verpflichtung, den Fleiß als Tugend mit einer *sozialen Ordnung* [Kursive Hervorhebung im Original, M.M.] zu verbinden, die es dem Menschen erlaubt, in der Arbeit ‚mehr Mensch zu werden'" (LE: 9), stellt eine wichtige Schlussfolgerung für das menschliche Han-

---

11 Nach der Logik D. Mieths wird an dieser Stelle aufgrund der unzureichenden Unterscheidung von Wirken und Arbeit der Aspekt der Selbstverwirklichung fälschlicherweise der Arbeit und nicht dem Wirken zugeordnet. Selbstverwirklichung kann sich nach D. Mieth nur im Wirken vollziehen. Trotz dieser Unschärfe kann den Ausführungen von LE gefolgt werden, da bereits D. Mieth darauf hingewiesen hat, dass in der Praxis nicht immer eine strikte Trennung von Arbeit und Wirken möglich ist. Gerade weil der Wirkende aufgrund seiner sachlichen Souveränität ganz wesentlich mitbestimmt, was und wie etwas hergestellt wird (s. Kap. 2.2.1), kann er sich auf diese Weise selbst verwirklichen und dem Produkt bzw. der Dienstleistung seinen individuellen Stempel verleihen. Dafür ist jedoch die Tätigkeit im Vollzug der Arbeit notwendig. Das dem Produkt zugrundeliegende Material oder der immaterielle Vollzug einer Dienstleistung sind somit Substrat des Wirkens. Arbeit ist demgemäß Mittel zum Zweck – nicht nur zur Bedürfnisbefriedigung, sondern auch zur Selbstverwirklichung.

12 Hier werden explizit Ärzte und Pflegekräfte genannt.

deln unter der Beachtung seiner anthropologischen Verfasstheit und seiner Korrespondenz auf institutioneller Ebene dar.

Aus dem Person-Sein des Menschen leitet sich in einem weiteren Schritt der ethische Wert der Arbeit ab. Der Arbeitende ist mit Bewusstsein und Freiheit ausgestattet. Arbeit darf diese beiden Eigenschaften nicht einschränken. Sie muss danach beurteilt werden, ob sie beiden dienlich ist. Von diesem Anspruch her gelangt LE zur zentralen Schlussfolgerung: „So wahr es auch ist, dass der Mensch zur Arbeit bestimmt und berufen ist, **so ist doch in erster Linie die Arbeit für den Menschen da und nicht der Mensch für die Arbeit** [Hervorhebung durch M.M.]" (LE: 6). Der Mensch ist Bezugspunkt in der ethischen Beurteilung jeglicher Arbeit. Obwohl Arbeit auch einen Zweck menschlichen Handelns darstellen könne, hält die Enzyklika weiter fest, dass diesem Zweck für sich allein genommen keine entscheidende Bedeutung zukomme. Vielmehr liegt der Zweck der Arbeit immer außerhalb ihrer selbst begründet: *„Zweck der Arbeit* [Kursive Hervorhebung im Original, M.M.] [...] bleibt letztlich immer *der Mensch selbst* [Kursive Hervorhebung im Original, M.M.]" (LE: 6).

3. „Indirekter" und „direkter" Arbeitgeber: Johannes Paul II. unterscheidet den direkten vom indirekten Arbeitgeber. Unter dem Begriff des indirekten Arbeitgebers werden Personen und Institutionen, aber auch kollektive Arbeitsverträge und Verhaltensprinzipien subsumiert (LE: 17). Der indirekte Arbeitgeber setzt demnach einen Rahmen, innerhalb dessen bestimmte Aspekte des Arbeitsverhältnisses ausgestaltet werden. In diesem Sinne sind auch Staaten und ihre politischen Akteure als indirekter Arbeitgeber zu bezeichnen, die mit ihrem politischen Handeln arbeitsbezogene Gestaltungskraft besitzen. Dem indirekten Arbeitgeber kommt somit eine dem Namen nach indirekte, aber dennoch nicht minder gewichtige Verantwortung zu. Der direkte Arbeitgeber ist für die konkrete Ausgestaltung des Arbeitsverhältnisses verantwortlich und wird dabei von den Vorgaben des indirekten Arbeitgebers bestimmt. Es ergibt sich „ein Geflecht aus Bedingtheiten" (LE: 17), die es für eine ethisch korrekte Arbeitspolitik zu beachten gilt. An dieser Unterscheidung wird das aufeinander bezogene Verhältnis menschlicher Arbeit und seiner instituionellen Bedingungen deutlich. Ebenso wird die Abhängigkeit von Unternehmen gegenüber gesetzlichen Vorgaben und deren Umsetzung in innerbetriebliches orga-

nisationales Handeln hieran ersichtlich. Hierunter fallen neben vielen weiteren Regularien Gesetze zur Arbeitszeit und zum Arbeitsschutz.

2.2.5 Menschliches Tätigsein und Selbstverwirklichung

Bei der vorgenommenen Unterscheidung der Phänomene Arbeit und Wirken wurde unter dem Aspekt der personalen Souveränität auf die Selbstverwirklichung des Menschen hingewiesen. Wer wirkt, ver-*wirk*-licht sich selbst. Auch LE 6 spricht von der Selbstverwirklichung des Menschen in seiner Arbeit. Selbstverwirklichung darf dabei aus theo-logischer Sicht nicht in dem ontologischen Sinne verstanden werden, dass der Mensch sich durch irgendeine Art von Tätigkeit in (seine) Existenz setzen müsste. Vielmehr strebt der Mensch nach Selbstver-wirklichung, weil er Mensch ist. Selbstverwirklichung stellt

> „eine prozesshafte Erweiterung des individuellen Entfaltungsspielraums menschlicher Personen in Spannung zu Fremdbestimmungen [...] [dar, M.M.]. [...] Als Leitvorstellung des modernen Selbstverständnisses ist Selbstverwirklichung [...] ein typischer Ausdruck der Individualisierung und der mit dieser korrespondierenden Emanzipation von Abhängigkei-ten und Bindungen naturaler, korporativer, moralischer wie auch meta-physisch-religiöser Art" (Hilpert 2003a: 1574).

Eine derartige Vorstellung von Selbstverwirklichung scheint dem heu-tigen Empfinden von Freiheit und Selbstbestimmung nahezukommen. Das individuelle Streben nach Selbstverwirklichung durchzieht sämtli-che Lebensvollzüge und -bereiche. Als gut ist das anzusehen, was der individuellen Selbstentfaltung dient. Der Wunsch nach Selbstverwirk-lichung betrifft ebenso die Arbeitswelt. Gerade die jüngere und jüngste Generation sind von einem anderen Arbeitsethos geprägt als die Ge-nerationen zuvor.[13] So sehr der Wunsch nach Selbstverwirklichung, Selbstbestimmung und der Loslösung von heteronomen Strukturen

---

13 In der Literatur werden verschiedene Generationen beschrieben. So sind die sog. *Nachkriegsgeneration*, die *Babyboomer*, die *Generation X* sowie die *Generation Y* voneinander zu unterscheiden (Lüthy/Ehret 2014: 20; eine etwas abweichende Ein-teilung nimmt Heider-Winter vor, Heider-Winter 2014: 33f.). Das Motto der jüngsten Generation (*Generation Y*) (Jahrgänge 1979–1999) lässt sich als *leben beim Arbeiten* beschreiben. Sie gilt als ichbezogen, in der Arbeit sucht sie Sinnhaf-tigkeit und Glück (Lüthy/Ehret 2014: 20. 23; siehe auch Heider-Winter 2014: 34).

nachzuvollziehen ist, birgt ein derartig eng geführtes Verständnis von Selbstverwirklichung eine Gefahr. K. Hilpert weist darauf hin, dass ein grenzenloses Streben nach Selbstverwirklichung zu einer Überforderung des Einzelnen auf dem Markt von teilweise sich widersprechenden Angeboten und zu einer starken Individualisierung führen könne. Wurde bis vor wenigen Jahrzehnten das eigene Leben noch durch Geburt, durch Zugehörigkeit zu einer sozialen Schicht oder etwa zu einer Religionsgemeinschaft geordnet und gedeutet, und hatten diese Bindungen in Entscheidungs- und Krisensituationen lebenslang eine stützende Funktion, so haben sich diese Bindungen heute vielfach aufgelöst. Die individualisierenden Tendenzen führen dazu, dass die (unter-)stützenden Strukturen nicht mehr greifen und der Einzelne immer mehr auf sich selbst verwiesen wird (Hilpert 2003a: 1575). Der Mensch braucht ungeachtet seines notwendigen individuellen Entfaltungsspielraums einen strukturierenden Rahmen, innerhalb dessen er sich ohne Überforderung entfalten kann.[14] Dieses zweiseitige Verständnis von individueller Selbstverwirklichung ist für jeden indirekten und direkten Arbeitgeber, um der Unterscheidung von LE zu folgen, Aufgabe und Chance zugleich. Aufgabe, weil unter Umständen auf Meso- und Mikroebene einrichtungs- und unternehmensinterne Strukturen sowie auf politischer Ebene die allgemeinen (gesetzlichen)

Gewiss ist bei derart pauschalen Einteilungen Vorsicht walten zu lassen, doch kann nicht bestritten werden, dass etwa die älteren Generationen Arbeit überwiegend in stärkerem Maße als schlichte Notwendigkeit empfinden. Folgt man der genannten Einteilung, lässt sich das Motto der *Babyboomer* als *leben, um zu arbeiten* beschreiben, das der *Generation X* als *arbeiten, um zu leben* (Lüthy/Ehret 2014: 20). Angesichts der Tatsache, dass man einen Großteil seines Lebens in Form von Arbeitszeit zubringt, hat in der Generation Y ein Sinneswandel stattgefunden. Ihr Motto bringt genau diesen Wandel zum Ausdruck. Zudem wurden die vorangehenden Generationen noch stärker in einem Ethos des Gehorsams gegenüber Autoritäten erzogen und dieser Gehorsam spiegelt sich auch im Arbeitsleben wider. Die Generation Y stellt das Gehorsamspostulat zunehmend in Frage (Lüthy/Ehret 2014: 21 f.). Anweisungen Kraft Autorität verlieren zunehmend ihren normativen Anspruch.

14 Deswegen ist aus theologischer Sicht der Begriff der Freiheit weniger im Sinne von *Freiheit von (etwas)* zu verstehen. Der Mensch ist stets in Strukturen eingebettet, die sein Leben determinieren. Freiheit sollte vielmehr als *Freiheit zu* verstanden und gelebt werden. *Freiheit zu* lenkt den Blick nach vorne, auf ein Ziel, das man erreichen will. Dadurch eröffnet sich die Möglichkeit, diesen Strukturen einen Sinn zu verleihen und sie in das eigene Leben zu integrieren.

Rahmenbedingungen (Makroebene) hinterfragt und neu gestaltet werden müssen. Es ist beispielsweise nach der Gestaltung hierarchischer Strukturen im Unternehmen zu fragen, ob Mitarbeitenden eine eigenverantwortliche Entscheidungskompetenz besitzen oder ob ihnen die Rolle reiner Befehlsempfänger zukommt. Verfügen sie dort, wo es möglich ist, über zeitliche, sachliche und personale Souveränität? Als Chance ist es zu verstehen, weil jeder Mensch auf strukturierende Vorgaben angewiesen ist und der Gestaltungsspielraum hinsichtlich der arbeitsbedingenden Strukturen damit auch beim Arbeitgeber verbleibt. Der Arbeitgeber kann sich gerade in Zeiten des Fachkräftemangels als attraktiver Arbeitgeber hervorheben. „Liegt […] der Akzent auf dem Ziel und dessen Erkenntnis, so lenkt die Idee der Vervollkommnung des Menschen (‚perfectio') die Aufmerksamkeit auf den Weg, der dazu beschritten werden muss" (Hilpert: 2003a: 1576). Die individuelle Ausgestaltung des Aufgabenprofils und die persönliche Weiterentwicklung im Sinne der prozesshaften Erweiterung des individuellen Entfaltungsspielraums des Arbeitnehmers ist als gemeinsame, dauerhafte Aufgabe von Arbeitgeber und Arbeitnehmer anzusehen.

2.3 Fazit

Was kann in einem ersten Schritt über das Verständnis von Arbeit festgehalten und welche Konsequenzen können für das weitere Vorgehen abgeleitet werden? Zunächst einmal zeigt die theologische Reflexion der Thematik Arbeit, dass sie schon seit langer Zeit individueller wie kollektiver Reflexionsgegenstand ist. Die biblische Annäherung hat aufgezeigt, dass das Phänomen Arbeit im Laufe der Geschichte mit all den positiven wie negativen Facetten im Lichte des Glaubens eine (theologische) Interpretation und Deutung erfahren hat. Der Mensch ist zwar aus schöpfungstheologischer Sicht von Gott zur Arbeit aufgerufen, sie ist ihm aber nicht wesensimmanent. Der Mensch muss nicht arbeiten, um sich als Mensch zu erweisen. Es darf daher auch keine Arbeitspflicht postuliert werden. Weiter hat die biblische Perspektive gezeigt, dass Arbeit und Arbeitsruhe ein komplementäres Gegensatzpaar bilden. Soll der Mensch arbeiten, muss ihm auch Zeit zur Erholung eingeräumt werden. In einem zweiten Schritt wurde aus sozialethischer Perspektive eine Unterscheidung zwischen Arbeit und Wirken vorgenommen. Diese dem ersten Anschein nach rein theoretische Unterscheidung ist dennoch von großer Bedeutung. Arbeit, unabhängig davon in welcher Form und in welchen beruflichen Feldern sie verrichtet wird, ist in den meisten Fällen mit Mühsal und Anstrengung verbunden. Arbeit dient primär dem Einkommenserwerb und somit der Existenzsicherung. Das Wirken macht darüber hinaus einen weiteren Aspekt deutlich. Der Mensch strebt nach Selbstverwirklichung, auch in seiner beruflichen Tätigkeit. Gerade weil Arbeit einen Großteil der Lebenszeit im erwerbsfähigen Alter ausmacht, bleibt das Streben nach Selbstverwirklichung nicht auf die Freizeit des Menschen begrenzt, sondern vollzieht sich auch in der beruflichen Tätigkeit. Zur Selbstverwirklichung bedarf es jedoch der von D. Mieth genannten zeitlichen, sachlichen sowie personalen Souveränität. Hier erweist sich der arbeitende bzw. wirkende Mensch als selbstwirksam. Diese drei Formen von Souveränität sind insbesondere für eine ethische Reflexion von Berufen bedeutsam, die in ein (streng) hierarchisches Strukturgefüge eingebettet sind und deswegen einen nicht unerheblichen Grad an Heteronomie aufweisen. Zu diesen heteronom geprägten beruflichen Gruppen zählt der Pflegeberuf, insbesondere im klinischen Setting. Obwohl im PflBG Aufgaben festgehalten sind, deren Ausübung ausschließlich Pflegefachpersonen vorbehalten ist (§ 4 PflBG), gilt der Pflegeberuf insgesamt noch immer als medizinischer Assistenzberuf, was sich nicht zuletzt in der Delegation ärztlicher Maßnahmen auf Pflegekräfte zeigt. Die pflegerische Tätigkeit weist somit eine starke Weisungsgebundenheit gegenüber der ärztlichen Profession auf (Schröer 2016: 4). Auch richtet sich die Durchführung pflegerischer Maßnahmen gerade im akutklinischen Bereich oftmals nach dem Rhythmus der Tätigkeiten des ärztlichen Dienstes (Operationen, endoskopische Untersuchungen, ärztliche Visite u.a.m.), wodurch es zu einer Beschränkung der zeitlichen Souveränität kommt. Der Realisierung der sachlichen Souveränität wird zumindest dort ein wenig Genüge getan, wo den Pflegekräften im interdisziplinären Austausch ein Mitsprache- oder gar ein Mitentscheidungsrecht in der Therapiefindung zukommt. Wo dies nicht der Fall ist, können und müssen Anfragen an den Realisierungsgrad der zeitlichen und sachlichen Souveränität im Setting Krankenhaus gestellt werden. Sind diese beiden Formen von Souveränität hinsichtlich der pflegerischen Tätigkeit nicht ausreichend realisiert, stellen sich in einem weiteren Schritt ernsthafte Anfragen an die Möglichkeit zur Entfaltung personaler Souveränität. Wer nicht über ausreichend zeitliche sowie sachliche Souveränität verfügt, kann sich auch in personaler Hinsicht nur sehr schwer selbst verwirklichen.

Jedoch ist an dieser Stelle einem möglichen Fehlschluss vorzubeugen. Die Forderung nach Selbstverwirklichung darf nicht die Schlussfolgerung einer grenzenlosen Selbstverwirklichung nach sich ziehen. Es wurde darauf hingewiesen, dass der Mensch zur individuellen Selbstentfaltung immer auf strukturelle Rahmenbedingungen angewiesen ist, weil er sonst zum Spielball unendlich vieler Möglichkeiten wird. Nicht eine grenzenlose Freiheit kann demnach die Folge sein, sondern eine Freiheit in Grenzen. Doch diese Grenzen bzw. Strukturen müssen, wie es auch GS 25/26 und das Personalitätsprinzip fordern, dem Menschen und letztlich seiner humanen Entfaltung dienlich sein. Soll der Mensch aus ökonomischen oder anderen Interessen zur freiwilligen Aufnahme einer Arbeit bewegt werden, bedürfen Arbeit und Wirken einer strukturellen bzw. institutionellen Ausgestaltung, die genau das ermöglicht. Damit dieses Ziel nicht verfehlt wird, sind die biologisch-anthropologischen Grundbedingungen des Menschseins zu berücksichtigen. Institutionen haben die Grundbedingungen aufzunehmen, auszugestalten und in praktische Tätigkeiten zu transformieren. Erst hierdurch erhalten sie ihre ethisch-humane Stimmigkeit. Die biologisch-anthropologischen Grundbedingungen prägen das menschliche Handeln bzw. Verhalten. Sie können umso besser entfaltet und handlungsleitend werden, je höher der Realisierungsgrad des Wirkens ist. Das ist der Gradmesser, den es an die Arbeitsbedingungen des Pflegedienstes im klinischen Setting anzulegen gilt. Die Relevanz dieses Postulats aufzuzeigen wird Aufgabe des weiteren Vorgehens sein. Im nächsten Schritt werden Genese und Bedeutung von Institutionen und Organisationen für den Menschen aufgezeigt. Danach erfolgt eine Darlegung der biologisch-anthropologischen Grundbedingungen des Menschen und deren Bedeutung als ethisches Beurteilungskriterium von Institutionen und Organisationen anhand des Modells der sozialen Perichorese.

3. Das humane Potential von Institutionen und Organisationen in den Pflegeberufen

Die Begriffe Institution und Organisation werden insbesondere im alltäglichen Sprachgebrauch synonym verwendet. Obwohl zwischen beiden Begriffen eine gewisse Nähe hinsichtlich ihres Bedeutungsgehalts besteht, sollten sie differenziert betrachtet werden. Diese Unterscheidung sowie das wechselseitiges Verhältnis von Mensch und Institution bzw. Organisation aufzuzeigen, ist Gegenstand des folgenden Kapitels.

3.1 Institution und Organisation – eine begriffliche Annäherung

Der Begriff *Institution* wird oftmals sehr vielfältig verwendet. So werden Dinge, die bereits länger bestehen, aber auch Menschen, die auf ein längeres Wirken zurückblicken können, aufgrund einer ihnen beigemessenen Autorität als Institution bezeichnet. Ebenso werden Einrichtungen als Institution bezeichnet. Hierzu zählen Organisationen wie Universitäten, Banken, die Kirche oder auch Krankenhäuser. Des Weiteren gilt die Ehe ebenso als Institution wie das Privateigentum. V. Varnberg weist darauf hin, dass weder im alltagssprachlichen Gebrauch noch in der sozialwissenschaftlichen Literatur ein einheitlicher Begriff von Institution verwendet wird (Varnberg 2009: 38). Die eben aufgezählten Institutionen haben dem ersten Anschein nach wenig miteinander gemein. Eine Ehe ist etwas anderes wie ein Krankenhaus. Da beide dennoch als Institution bezeichnet werden können, scheint es ein verbindendes Element im Begriff Institution zu geben.

Nähert man sich dem Begriff Institution etymologisch an, ist auf das lateinische Substantiv *institutio* zu verweisen. Es lässt sich einerseits mit *Einrichtung* oder *Anordnung* wiedergeben, andererseits kann es mit *Anweisung* und *Unterweisung* übersetzt werden (Langenscheidts Handwörterbuch 1971). Der zweite Bedeutungsgehalt des Substantivs weist in Verbindung mit dem zugehörigen Verb *instituo* in die entscheidende Richtung. Die Übersetzungsmöglichkeiten des Verbs mit *ordnen, organisieren, regulieren* verdeutlichen, dass einer Institution ein struktureller und regulierender Charakter innewohnt. Dabei stellen Regeln und Strukturen niemals einen Selbstzweck dar, sondern sind auf die Verwirklichung bestimmter Ziele ausgerichtet. Konkret regelt die Institution Ehe „das menschliche Bedürfnis nach Geschlechtsgemeinschaft" (Korff 2006a: 545). Analog gilt für ein Krankenhaus, dass seine strukturelle Ausgestaltung das menschliche Bedürfnis nach (Wieder-)Herstellung des physischen oder psychischen Wohlergehens zum Ziel hat. Diesem Ziel sind ebenso alle berufsbezogenen Regularien hin geordnet. Zum Erreichen des Zieles bedarf es der verschiedensten Interaktionen der einer Institution zugehörigen Menschen. Eine Institution kann folglich nicht aus sich heraus ihr angestrebtes Ziel erreichen. Sie ist auf Menschen angewiesen, die sich dem institutionellen Ziel verpflichten. Insofern lässt sich der Begriff Institution folgendermaßen definieren:

> „Institutionen sind komplexe soziale Gebilde und Organisationen, welche die Handlungs- und Beziehungsschemata menschlichen Zusammenlebens auf Dauer normativ strukturieren. Sie gründen auf elementaren sozialen Wert- und Zielvorstellungen und ordnen Lebenszusammenhänge des Menschen, in denen sich seine Bedürfnisse, Interessen und Sinnbezüge konkret verwirklichen" (Korff 2006a: 545)

Hier wird ein Aspekt deutlich, der im vorangegangenen Kapitel bereits angedeutet wurde: (Soziale) Institutionen haben ihren normativen Ausgangspunkt in der menschlichen Person. Weil sie darauf angelegt sind, menschliche Bedürfnisse und Interessen zu verwirklichen, müssen Institutionen einen strukturellen Rahmen bereitstellen, in dem sich Menschen entsprechend ihrer anthropologischen Grundbedingungen bewegen und handeln können. Die Befriedigung der persönlichen Interessen, Bedürfnisse und des Strebens nach Sinnhaftigkeit ist ein wesentliches Kennzeichen von Selbstverwirklichung. Demnach kommt Institutionen eine fundamentale Bedeutung im Streben des Menschen nach Selbstverwirklichung zu. Als ganz wesentlich an dieser Definition ist die Dauerhaftigkeit anzusehen. Menschliche Interessen- und Bedürfniserfüllung ist nicht kurz-, sondern längerfristig angelegt. Indem Institutionen genau dies ermöglichen, beschränken sie auf längere Sicht zwar menschliches Handeln, jedoch ermöglichen sie hierdurch Freiheit, weil sie vor dem Nachgeben gegenüber kurzfristigen Impulsen schützen, die der Selbstverwirklichung nicht zuträglich sind (im Sinne von *Freiheit zu*, s. Anmerkung in Fußnote 15). Hieraus folgt, dass Institutionen entlang der anthropologischen Grundbedingungen und nicht gegen sie gestaltet werden müssen. V. Varnberg bezeichnet Institutionen als „*Systeme*[...] *sozialer Regeln* [Kursive Hervorhebung im Original, M.M.] [...], die die Interaktion oder Kooperation von Personen in bestimmter Hinsicht ordnen [...]" (Varnberg 2009: 38). Sie gelten als Regelordnungen, die entweder auf individueller Ebene separate Entscheidungen ermöglichen oder auf kollektiver, organisierter Ebene das Zusammenwirken von Menschen ordnen (Varnberg 2009: 38). Da Krankenhäuser mit ihren einrichtungsinternen Strukturen übergeordnet das Zusammenwirken der unterschiedlichen Fachbereiche und individuell das der einzelnen Mitarbeitenden regeln, kann die genannte Definition auch für ebendieses Setting Anwendung finden.

Eine Organisation ist der Institution sehr ähnlich. Mit dem Begriff Organisation kann einerseits das *Organisation sein* und somit der struktureller Aufbau bezeichnet werden, andererseits kann das *organisiert sein* und in diesem Sinne der funktionale Ablauf gemeint sein (Berkel 2006: 1117; Aßländer 2011: 376). In seiner strukturellen Bedeutung steht eine Organisation einer Institution nahe, da auch sie auf bestimmte Ziele ausgerichtet ist. Dazu bedarf es eines handlungsleitenden Regelwerks. Ein Krankenhaus ist Organisation, weil sich hier drei wesentliche Strukturdimensionen einer Organisation wiederfinden: Erstens die *Arbeitsteilung* (Ausdifferenzierung in verschiedene Fachbereiche innerhalb eines Klinikums), zweitens die *Standardisierung* hinsichtlich der Arbeitsabläufe (Pflegestandards, Therapiestandards) und drittens die *Hierarchie* als „Stufen der Entscheidungsbefugnisse" (Berkel 2006: 1117). Ebenso wie Institutionen das Handeln der Individuen regulieren und somit neben einem Freiheit ermöglichenden auch ein restriktives Potential aufweisen, können auch Organisationen negativ auf ihre Mitglieder wirken: Hierarchische Strukturen können das Maß individueller Selbstbestimmung regulieren, Formalisierung kann Kreativität unterdrücken und Spezialisierung individuelle Potentialentfaltung behindern (Berkel 2006: 1117). Dieser Gefahr kann mit zwei Lösungsstrategien begegnet werden: Personalentwicklung und Organisationsentwicklung. Personalentwicklung zielt auf die

> „'institutionell' verpflichtete, 'unternehmerisch' denkende und handelnde Persönlichkeit; Organisationsentwicklung will die Mitglieder befähigen, unter sich ändernden Umweltbedingungen den notwendigen Wandel aktiv selbst zu gestalten, um die Leistungsfähigkeit und damit die Existenz der Organisation zu sichern" (Berkel 2006: 1117).

Hieran zeigt sich das korrelative Verhältnis von Individuum und Organisation. Externe Bedingungen drängen die Mitglieder zur persönlichen Weiterentwicklung, um organisationale Strukturen stetig gestalten zu können, weil die Organisation ihrerseits auf ihre einzelnen Mitglieder existenziell angewiesen ist. Am dauerhaften Bestehen einer Organisation haben somit alle Mitarbeitenden je nach ihrem Aufgabengebiet Anteil. Daraus die notwendigen Konsequenzen für den Umgang mit den Mitarbeitenden zu ziehen, ist stetige Aufgabe von Entscheidungsträgern in einer Organisation.

Im weiteren Fortgang werden Institutionen und Organisationen trotz ihrer Ähnlichkeit und oftmals synonymen begrifflichen Verwendungsweise folgendermaßen unterschieden: Institutionen sollen als abstraktes Konstrukt verstanden werden. Sie sind zwar in den auf den anthropologischen Grundbedingungen gründenden konkreten Handlungen der einzelnen Mitglieder erfahrbar, bleiben jedoch letztlich einer haptischen, visuellen oder anderen sinnlichen Zugangsweise entzogen. Institutionen als System sozialer Regeln folgen oftmals der gesellschaftlichen Erwartung („etwas gehört sich einfach nicht") ohne dass diese Verhaltensregeln schriftlich verfasst sind. Sie können jedoch auch in Verträgen (Arbeitsvertrag, Hausordnung, Dienstordnung etc.) schriftlichen Niederschlag finden. Organisationen sollen dagegen als konkrete Übersetzung von Institutionen in die Lebensvollzüge des Menschen verstanden werden. In der Arbeitswelt bezeichnet eine Organisation demnach ein (wirtschaftliches) Unternehmen. Eine solche Organisation kann in einem Organigramm visuell abgebildet werden: sie erhält durch einen höchsten Entscheidungsträger (in Unternehmen Geschäftsführer oder Vorstandsvorsitzender, in der Kirche der Papst) „eine Stimme", ihre Ziele sind oftmals in einem Leitbild festgehalten und die Verhaltensregeln in Verfahrensstandards, Betriebsvereinbarungen oder im Arbeitsvertrag schriftlich niedergelegt.

3.2 Der Sinn von Institutionen

Institutionen verfolgen keinen Selbstzweck. Sie stehen in einem instrumentellen Dienstverhältnis zum Menschen und sind als notwendige Bedingung für die Ermöglichung individueller Freiheit anzusehen. Die Gewährung von Freiheit als „sittlich fundierte[...] humane[...] Entfaltung seines [des Menschen, M.M.] Daseins" (Korff 1993: 173) ist das ethische Beurteilungskriterium, dem sich jede Institution stellen muss.

3.2.1 Die Entstehung sozialer Institutionen

Über die Entstehung sozialer Institutionen besteht kein Konsens. Ob ihre Entstehung evolutorisch und somit als ein Produkt eines zufällig ablaufenden Prozesses erklärt wird oder ob sie als Ergebnis bewusster und geplanter Entscheidungen angesehen werden müssen, hängt von einer entscheidenden Sichtweise ab, nämlich vom unterstellten Modell des Menschen (Richter 2009: 21). Dabei lassen sich als kontradiktorische Pole der homo oeconomicus (Institution als Ergebnis einer perfekt rationalen Entscheidung) und der homo sociologicus (Institution als Ergebnis des von seinen Trieben und äußeren Einwirkungen geleiteten Individuums) voneinander unterscheiden (Richter 2009: 21). Die Wahrheit wird sich weniger in den beiden Extrempositionen finden, sondern, wie R. Richter beschreibt, vielmehr in der Mitte. Eine Institution ist demnach ein „Produkt individueller – wenn auch nicht notwendig perfekter – Rationalität" (Richter 2009: 21). Diesem Paradigma soll an dieser Stelle deshalb gefolgt werden, weil es zweierlei Facetten zum Ausdruck bringt. Es zeigt, dass Institutionen niemals Selbstzweck sind und absolut (im wörtlichen Sinne des lateinischen Wortes *absolutus* als *in sich abgeschlossen, vollendet* [Langenscheidts Handwörterbuch 1971] oder auch *losgelöst*) existieren, sondern als Produkte menschlicher Entscheidungen immer in einem instrumentellen (Dienst-)Verhältnis zum Menschen stehen und somit gestaltbar sind. Außerdem zeigen beide Extrempositionen, dass sie sich dem konkreten Wollen als rationale Entscheidung verdanken (homo oeconomicus), aber auch immer auf der Triebhaftigkeit des Menschen beruhen (homo sociologicus). Menschen handeln nicht streng perfekt rational.[15] Diese Ansicht unterstützt auch W. Korff. Er weist darauf hin, dass die Ausbildung von Institutionen einerseits einer biologischen Notwendigkeit folge und somit auf den menschlichen Grundbedürfnissen gründe, die in Institutionen stets wirkmächtig blieben. Andererseits wirkten ebenso die „spezifisch geistig und rational ausgerichteten Interessen und Sinngebungen" (Korff 1993: 171). Triebhaftigkeit und Rationalität sind zwei wesentliche Vermittlungsinstanzen menschlicher Institutionenbildung. Damit ist zugleich das sittlich-humane Beurteilungskriterium aller Institutionen und Organisationen angesprochen (*ultra posse nemo tenetur*). Ein rein rationales Wollen, welches bei der Errichtung von Institutionen und Organisationen die Triebhaftigkeit und biologischen Grundbedürfnisse des Menschen, verstanden als anthropologische Grundbedingungen, übergeht und etwas gegen die natürlichen Neigungen des Menschen durchsetzt, verliert seine sittliche Berechtigung.

3.2.2 Der Freiheit ermöglichende Charakter von Institutionen

Das Individuum Mensch und Institutionen stehen in einem korrelativen Verhältnis zueinander. Institutionen werden von handelnden Akteuren eingerichtet und stetig weiterentwickelt, sie leiten menschliches Handeln in bestimmte Bahnen und können nur so lange bestehen, wie sie von einzelnen oder einer Gruppe von Individuen getragen werden. Gleichzeitig ist der Mensch ein nach individueller Freiheit und individuellem (Handlungs-)Spielraum strebendes Wesen, sodass er sich nach eigenem Belieben entfalten kann. Diese Freiheit kann jedoch niemals als grenzenlose Freiheit verstanden werden. Der Mensch braucht einen strukturierenden Rahmen, der seinem Handeln leitende Grenzen setzen.

---

15 Menschen werden in ihrem Handeln wesentlich mehr von ihren Gefühlen und Emotionen geleitet, als man sich dies bewusst zugesteht. Das Herausstellen der Bedeutung der menschlichen Gefühlswelt und Emotionen sowie die Betrachtung des Menschen als primär leibliches Wesen ist ein zentrales Anliegen des Philosophen Hermann Schmitz. Für eine Einführung in seine Neue Phänomenologie sowie Hinweise zu weiterführender Literatur siehe Schmitz 2014[4].

„Mit handlungssteuernden Richtlinien und übergreifenden gesellschaftlichen Leitideen begrenzen Institutionen den Spielraum möglicher Willkür, Beliebigkeit und Entropiebereitschaft sozialen Handelns und verleihen humanem Dasein überpersönlichen Gebildecharakter" (Zelinka 2006: 545).

Um menschliches Handeln und zwischenmenschliche Interaktionen nicht der Beliebigkeit und Willkür anheim fallen zu lassen, die für den einzelnen als Freiheit einschränkend erfahren wird, bedürfen Institutionen eines Ziels bzw. Leitideen, auf das hin sie menschliches Handeln normativ ordnen und begrenzen. Obwohl Begrenzung und Freiheit dem ersten Anschein nach in einem paradoxen Verhältnis stehen, eröffnet sich in diesem scheinbaren Spannungsfeld ein Freiheit fördernder Raum, der als solcher erlebbar ist (*Freiheit zu*, s. Anm. zu Fußnote 15). Freiheit fördernde Selbstbegrenzung ist darüber hinaus notwendig, weil der Mensch permanent vor gleichen oder ähnlich gelagerten Entscheidungssituationen steht. Müsste er sich jedes Mal von Neuem für eine Handlungsalternative entscheiden, würde dies auf Dauer zu Überforderung und folglich zu Unfreiheit führen (Zelinka 2006: 545). Institutionen kommt aus biologischer Sicht eine kompensatorische und entlastende Funktion zu. Der Mensch ist ebenso wie jedes Tier instinktgeleitet, jedoch bieten die Instinkte dem Menschen nicht immer Sicherheit.[16] Der Grund hierfür liegt in der „geistig-rationalen Potenz" (Korff 1993: 171) des Menschen. Er ist nicht fähig, sich insbesondere in komplexeren Entscheidungssituationen unbedingt auf seine Instinkte zu verlassen,[17] sondern muss bzw. kann sein Handeln bewusst steuern und regulieren. Hierfür bildet er „handlungssteuernde Systeme" (Korff 1993: 171) aus, die seine biologischen Mängel kompensieren und ihm zugleich die Erschaffung „spezifisch kultureller Welten" (Korff 1993: 171) ermöglichen. Mit anderen Worten: Aufgrund seiner Existenz als vernunftbegabtes, zur Reflexion fähiges Wesen, ist dem Menschen die Fähigkeit einer rein instinktiven Lebensweise nicht

---

16 „Die Plastizität seiner [des Menschen, M.M.] Anlagen, die Instinktunsicherheit, die Unspezialisiertheit seiner Antriebe, seine entwicklungsmäßig extrem lange soziale Führungsbedürftigkeit lassen den Menschen im Vergleich zum hochselektiven, durch sichere Instinkte gesteuerten und damit von der Kontrolle seiner Bedürfnisse entlasteten Tier biologisch als ‚Mängelwesen' erscheinen" (Korff 1993: 170).

17 Zumindest nicht in bewusster Weise.

(mehr) möglich. (Soziale) Institutionen füllen diese Leerstelle und tragen zur Kompensation dieses Mangels bei, sodass Unsicherheit reduziert oder gar beseitigt wird. Der Mensch kann handlungsleitende Systeme und Strukturen einem Sinn zuordnen, der in verschiedensten Lebensbereichen und Entscheidungssituationen selektiv wirkt. Institutionelle oder organisationale Rahmenbedingungen wirken entlastend, weil ihr Normensystem bereits für eine Reduktion möglicher Handlungsalternativen sorgt. Aufgrund der daraus resultierende Sicherheit können Institutionen als „standardisierte Lösungen für wiederkehrende Probleme" (Varnberg 1999: 38) angesehen werden. Dem Handelnden bietet sich im konkreten Kontext bestenfalls *die* passende Handlungsvorgabe, wenigstens wählt er jedoch zumindest aus einer reduzierten Anzahl *eine* passende Handlungsalternative aus, da bereits all jene Alternativen ausgeschlossen wurden, die nicht dem Erreichen des institutionellen Ziels dienen. Er wird somit nicht zum Spielball im Spielfeld unzähliger Möglichkeiten. Institutionen ermöglichen den „Aufbau eines dauerhaften Verhältnisses des Menschen zu sich selbst, als dessen Folge Identität, Freiheit und Lebens*führung* [kursive Hervorhebung im Original, M.M.] möglich werden" (Zelinka 2006: 545f.).

Freiheit ist eine grundsätzliche Voraussetzung für Selbstverwirklichung – auch in beruflicher Hinsicht. Dazu ist eine Transformation von Elementen des Wirken-Könnens in institutionelle und organisationale Strukturen notwendig (Aßländer 2011: 382). Überall dort allerdings, wo Menschen arbeiten, ist nicht ausgeschlossen, dass die für den betrieblichen Ablauf notwendigen institutionellen wie organisationalen Strukturen dem Menschen den Freiheit ermöglichenden Raum zur Selbstverwirklichung allzu sehr einschränken, sodass die Tätigkeit rein fremdbestimmt ausgeführt wird.[18] Was Erving Goffman in einem anderen Kontext als „totale Institution" (Goffman 1972) beschrieben hat, kann auch für die Arbeitswelt in analoger Weise gelten. Damit Institutionen nicht irgendwann zu totalen Institutionen mutieren, müssen sie sich stetig weiterentwickeln und sich an den Bedürfnissen des Menschen orientieren. Allein sich stetig wandelnde und anpassungsfähige Institutionen und Organisationen können langfristig bestehen. Sie

---

18 Die Frage, inwieweit selbstständige Unternehmer, die in starkem Maße auf Auftraggeber angewiesen sind, freier tätig sein und somit eher wirken können als abhängig Angestellte, muss an dieser Stelle offen bleiben.

sind aber gleichermaßen Voraussetzung für Selbstverwirklichung und die Herausbildung einer (beruflichen) Identität.

3.2.3 Institutioneller Wandel und Selbstverwirklichung

K. Hilpert beschreibt Selbstverwirklichung als typischen Ausdruck der „Emanzipation von Abhängigkeiten und Bindungen naturaler [...] Art" (Hilpert 2003a: 1574). Emanzipation sollte allerdings nicht in dem Sinne verstanden werden, dass sie eine Neutralisierung der naturalen, das heißt der biologischen Grundbedürfnisse und -antriebe zur Folge hat. Vielmehr ist mit Emanzipation die bewusste und kritische Wahrnehmung der biologischen Verfasstheit des Menschen und seiner Existenz als biologisches Mängelwesen sowie die daraus folgende rationale Kompensation des Mangels durch die Errichtung handlungssteuernder Systeme gemeint. Der Mangel und die daraus erwachsende rationale Kompensation können als entscheidende Voraussetzungen für das Wirken-Können des Menschen im institutionellen Setting und die daraus resultierende Möglichkeit der individuellen Selbstverwirklichung angesehen werden. Dieser Zusammenhangs soll mittels zweier grundlegender Funktionen von Institutionen erläutert werden. Es handelt sich hierbei um die *stabilisierende* sowie die *dynamisierende Funktion* (Korff 1993: 171). Institutionen *stabilisieren* menschliches Handeln, indem sie wechselseitiges Verhalten absichern und dadurch auch eine Abschätzung der eigenen Handlungsfolgen ermöglichen.

> „Zugleich zeichnen sie darin dem Handeln des einzelnen die Richtung voraus und geben so seinen subjektiven Motivationen, Initiativen, Einstellungen und Überzeugungen eine innere Leitarchitektur, die ihn von permanentem Entscheidungszwang entlasten" (Korff 1993: 171)

Diese Funktion versetzt den Menschen in die Lage, sein Tun als ein bewusstes und planerisches Handeln zu begreifen und zu gestalten und nicht allein auf externe Reize oder Ereignisse zu reagieren. Die antizipatorische Möglichkeit hinsichtlich der Handlungsfolgen ermöglicht eine Verbindung mit D. Mieths Elementen des Wirkens. Wer die Folgen seines Handelns abzuschätzen vermag, verfügt über zeitliche Souveränität. Der Handelnde kann diejenige Handlungsalternative wählen, die dem zeitlichen Rahmen am ehesten entspricht. Weiter ist der Anspruch der sachlichen Souveränität eingelöst. Wer um das institutionelle Ziel weiß, kann anhand dessen seine Handlungsalternative oder die nötigen Produktionsmittel wählen. Er bestimmt, was mit welchem Ziel oder zu welche Zweck gestaltet wird. Zudem lässt sich aus dem *Was* (was soll aus welchem Grund erreicht werden, was soll getan werden?) auch das *Wie* schlussfolgern. Wer weiß, *was* er gestalten und erreichen soll, weiß in der Regel auch, auf welche Weise (*Wie*) er es kann. Dies ist für die Pflegeprofession im klinischen Setting ein nicht unerheblicher Aspekt, wenn es etwa um strategische Entscheidungen geht (s. Kap. 5.2.2.2). Schließlich zeigt sich im institutionellen Handeln auch die personale Souveränität. Der Handelnde kann sich mit seiner Person in den Handlungsprozess mit einbringen.

In dem gleichen Maße wie der einzelne der institutionellen Selbstbeschränkung zum Wirken-Können und somit zur Selbstverwirklichung bedarf, sind Institutionen ihrerseits in ihrer existentiellen Sicherung auf ihre Mitglieder angewiesen. Hierfür kommt der zweiten Funktion von Institutionen eine entscheidende Bedeutung zu. Aus ihrer stabilisierenden und entlastenden Funktion heraus wirken Institutionen *dynamisierend*. Sie ermöglichen dem Menschen die Freisetzung neuer, bisher unbekannter Handlungsinitiativen (Korff 1993: 171; s. auch Zelinka 2006: 545). Die Bedeutung ergibt sich angesichts einer sich stetig ändernden Welt in sämtlichen Lebensbereichen und dem daraus resultierenden Wandlungsdruck auf Institutionen.

> „Jedes sich neu artikulierende Bedürfnis und Interesse, jeder Zuwachs an Einsichten, jede weitergreifende Entfaltung der psychischen und geistigen, […], wissenschaftlichen und technischen, sozialen und ökonomischen Dimensionen menschlicher Lebenswirklichkeit drängt auf entsprechende institutionelle Absicherung" (Korff 1993: 171).

Im institutionellen Setting Krankenhaus vollzieht sich seit längerer Zeit ein enormer ökonomischer Druck, der seine Ursache unter anderem in der Einführung der diagnosebezogenen Fallpauschalen (DRGs), der daraus folgenden Verkürzung der durchschnittlichen stationären Verweildauer und gestiegenen Fallzahlen sowie dem zeitgleich zu verzeichnenden Rückgang an Fachkräften im Pflegeberuf hat. Ebenso erzeugt das sich verändernde Selbstverständnis der Pflegeprofession einen institutionellen Wandlungsdruck. All diese Prozesse machen einen zeitgemäßen Wandel notwendig. Dabei gilt es, die Motivationen,

Interessen und biologischen Grundbedürfnisse des Menschen zu berücksichtigen und institutionell zu integrieren. Um dieser Herausforderung gerecht zu werden, bedarf es wirkender Akteure, die diesen Wandel mit neuen Ideen aktiv mitgestalten. Damit dies freiwillig und aus einem Gefühl der inneren Notwendigkeit heraus geschieht, müssen Institutionen ihren normativen Anspruch gegenüber ihren Mitgliedern verbindlich durchsetzen.

3.2.4 Die Durchsetzung des institutionellen Normensystems

Institutionelle Normensysteme regeln soziale menschliche Interaktionen. An anderer Stelle wurden bereits die Regelordnungen erwähnt, die entweder „die spontane Koordination separater individueller Entscheidungen ermöglichen [...] oder [...] das organisierte, kollektive Zusammenwirken von Menschen ordnen" (Varnberg 2009: 38). Damit sind zwei Ordnungsebenen institutioneller Regeln angesprochen. V. Varnberg nennt sie im Anschluss an Hayek *Regelordnungen*, welche auf überindividueller Ebene institutionell verankert sind und Institutionen erst konstituieren sowie *Handelnsordnungen*, die das Muster konkreter Handlungen beschreiben, welche Individuen ausführen und sich aus den Regelordnungen ergeben (Varnberg 2009: 39). In Unternehmen finden sich Regelordnungen überall dort, wo allgemeine Handlungsvorgaben bestehen. Diese können im Arbeitsvertrag genauso festgehalten sein wie in Betriebsvereinbarungen oder in Qualitätsmanagement-Handbüchern. Nach welchen individuellen Handlungsmustern Arbeitnehmer sich richten, ergibt sich daraus, wie weitreichend die Regelordnungen in individuelles Handeln eingreifen und es normieren. Dies ist von entscheidender Bedeutung, macht sie doch das korrelative Verhältnis von Institution und Individuum deutlich. Regelordnungen stellen einen Hebel dar, mit dem individuelles Handeln wesentlich beeinflusst und in eine gewünschte Richtung gelenkt werden kann (Varnberg 2009: 39f.). Die Steuerung kann dabei in einem positiven, individuelle Handlungsfreiheit ermöglichenden Sinne geschehen, oder in einem restriktiven, Handlungsfreiheit einschränkenden Sinne. Andererseits existieren Regelordnungen nur so lange, wie sie tatsächlich befolgt werden. Stabilisieren sich über einen längeren Zeitraum Handlungsmuster, welche der Regelordnung entgegenstehen, wird diese obsolet, zumindest jedoch in Frage gestellt, und der Druck nach Veränderung wächst. Am anschaulichsten lässt sich dieses korrelative Verhältnis an autokratischen oder diktatorischen Systemen darstellen. Mittels einer totalitären Durchsetzung der Ideologie in alle gesellschaftlichen Lebensbereiche hinein wird ein erwünschtes individuelles Verhalten erzwungen. Die Durchsetzung beruht dabei in aller Regel auf einem System von Repression und Einschüchterung, nicht auf Akzeptanz. Wie jedoch die Geschichte zeigt, können Herrschende in derartigen Systemen nur so lange ihren Machtanspruch durchsetzen, wie das Volk diesen Anspruch mitträgt. Stellt das Volk diesen Anspruch in Frage, kann das zum Sturz des Regimes und zur Etablierung eines neuen politischen Systems führen. Dieses Beispiel verdeutlicht, dass sich die Frage nach dem Wie der Durchsetzung von Normensystemen und Regelordnungen stellt, sodass sie von den Mitgliedern einer Institution oder Organisation langfristig akzeptiert und getragen werden.

Die Akzeptanz einer Institution durch ihre Mitglieder ist entscheidend für deren Legitimation. Werden institutionelle Regeln durch den betroffenen Personenkreis aus freiwilliger Zustimmung akzeptiert, ist die normative Legitimation der Institution gegeben (Varnberg 2009: 40). Dabei ist danach zu fragen, wie die Zustimmung zu erfolgen hat.[19] Es macht einen Unterschied, ob die Zustimmung allein mündlich erfolgt und sich im eigenen Verhalten nicht ausdrückt, ob sie auf Freiwilligkeit oder äußerem Druck basiert oder ob sie nur punktuell und nicht dauerhaft abgegeben wird. V. Varnberg favorisiert eine Vorstellung, die auf *„faktisch bestehender, fortdauernder* und *freiwilliger* [Kursive Hervorhebung im Original, M.M.] Zustimmung zu einer Regelordnung "* (Varnberg 2009:41) basiert. Regelordnungen müssen demnach nicht nur explizit anerkannt werden (beispielsweise durch die Ratifizierung eines Vertrages), sondern auch durch faktisches Verhalten Anerkennung erhalten. An dieser Stelle wird wieder das ethische Prin-

---

19 Wie die Zustimmung interpretiert werden muss, darin unterscheiden sich die Theoretiker. V. Varnberg nennt drei verschiedene Weisen der Zustimmung: Die *„Legitimationskraft ursprünglicher Zustimmung"*, die *„Legitimationskraft eines hypothetischen Vertrages"* sowie die *„faktisch bestehende*[...], *fortdauernde*[...] und *freiwillige*[...] Zustimmung [kursive Hervorhebungen im Original, M.M.]"* (Varnberg 2009: 40f.).

zip *ultra posse nemo tenetur* wirkmächtig. Regelordnungen, die aus bestimmten Gründen vom Einzelnen nicht befolgt werden können, etwa weil sie den naturalen Anlagen entgegenstehen, können keine Legitimation erlangen. Sollen Regelordnungen eine fortdauernde Zustimmung ihrer Mitglieder erhalten, müssen sie dauerhaft ein Wirken-Können ermöglichen und somit zur Selbstverwirklichung beitragen. Entscheidend hierbei ist die Selbstbindung. Institutionelle Regelordnungen sollten dort wo möglich, mit dem Menschen und nicht gegen ihn durchgesetzt werden. Dies darf jedoch nicht die Schlussfolgerung nach sich ziehen, individuelle Anerkennung dürfe allein nach egoistischen Gesichtspunkten erfolgen, gemäß der Forderung: Gut ist allein das, was dem einzelnen am meisten nützt! Soziales Miteinander in (sozialen) Institutionen bedarf immer gemeinsam akzeptierter Regeln und eines Interessensausgleichs. Im Vorgriff auf die soziale Perichorese sei erwähnt, dass menschliches Miteinander auf dem Fürsorgegedanken beruht und darin die individuellen Ansprüche auf individuelle Selbstbehauptung und Bedürfniserfüllung ihren berechtigten, weil notwendigen Platz finden.[20]

Der Gedanke normativer Legitimation qua individueller Regelbefolgung, die in den biologischen Grundtrieben verankert ist und dadurch zu Wirken-Können und Selbstverwirklichung führt, kann auch dann seine allgemeine Berechtigung erhalten, wenn man dieser Argumentationsstruktur nicht folgt, weil man von „pluralistischen Werteinstellungen und unterschiedlichen Theorien möglichst unabhängig[...]" (Homann 2009: 58) sein möchte. Im ökonomischen Kontext kann dem Aspekt der Selbstverwirklichung ebenfalls eine normative Bedeutung zukommen. Im Anschluss an Buchanan spricht K. Homann von einer Konsensethik, die auf einem modernen vertragstheoretischen Aufriss beruht (Homann 2009: 58). Grundlage für die Legitimation sozialer Institutionen sind demnach ökonomische Anreize, die der dichotomen Logik von Vorteil und Nachteil für die Vertragspartner folgen. Die sich aus der institutionellen Bindung ergebenden Vorteile müssen dabei gar nicht materieller oder finanzieller Natur, sondern können auch imma-

---

20 Darauf weist auch V. Varnberg hin: „Letztendlich werden nur solche Regeln und Institutionen dauerhafte Akzeptanz finden können, die im konsensfähigen konstitutionellen Interesse aller Mitglieder der in Frage stehenden Regelgemeinschaft liegen" (Varnberg 2009: 44).

terieller oder ideeller Art sein. Hierzu zählen Gesundheit, Zeit, Gelingen des Lebens und Selbstverwirklichung. Eine Vertragszustimmung erfolgt, wenn jeder Vertragspartner durch den Vertrag größere Vorteile erfährt als ohne (Homann 2009: 59). Hierin erweist sich der Sinn der in der biblischen Grundlegung dargestellten Aspekte menschlicher Arbeit in ökonomischer Perspektive. Es darf keinen Arbeitszwang geben. Wenn jemand für sich zu dem Entschluss gelangt, ohne Arbeitsverhältnis einen größeren Nutzen beanspruchen zu können als mit, ist dies zu akzeptieren. Wenn jedoch der Mensch zur Aufnahme einer Tätigkeit ermuntert werden soll, weil dadurch der ökonomische Wohlstand im Ganzen gesteigert wird, dann müssen institutionelle und organisationale Strukturen so gestaltet sein, dass der einzelne freiwillig eine Arbeit aufnimmt und sich an eine Organisation bindet. Zudem muss durch ein Arbeitsverhältnis tatsächlich ein größerer Nutzen erfahren werden als ohne und der Nutzen des einzelnen muss darüber hinaus auch in individueller Selbstverwirklichung bestehen.

3.2.5 Institution und Herausbildung individueller Identität

Ein letzter – nicht jedoch die gesamte Thematik Institution und Organisation abschließender – Zusammenhang von Individuum und Institution besteht in der Herausbildung menschlicher Identität. Jedem Menschen kommt im Laufe seines gesamten Lebens – angefangen bei der Geburt bzw. dem ersten Moment der bewussten Ich-Wahrnehmung bis zum Lebensende – die Aufgabe zu, ein Verhältnis zu sich selbst aufzubauen und es stetig weiterzuentwickeln (Ich-Identität). Da der Mensch nicht allein für sich und auf sich selbst bezogen lebt, sondern als Beziehungswesen in vielerlei Beziehungen steht, findet Identitätsbildung stets in der Auseinandersetzung mit den Mitmenschen und der Umwelt statt. Identität bezeichnet demnach einen Begriff,

> „der sowohl die individuelle Aufgabe menschlicher Lebens- und Sinnverwirklichung als auch die politisch-gesellschaftliche Aufgabe der Bereitstellung von humanen Entfaltungsstrukturen und -möglichkeiten anzeigt" (Maurer 2003: 844).

Identitätsbildung stellt keinen von der Umwelt entkoppelten Prozess dar. Es zeigt sich ein weiteres Mal das bleibende Postulat, wonach (soziale) Institutionen ethisch daran zu messen sind, ob sie der Entfaltung des Humanen dienen.[21] Der Mensch darf nicht als isoliert agierendes Ens gesehen werden. Identitätsforschung kann nicht in einer Weise vorgenommen werden, in welcher der Mensch isoliert als ein abstraktes Selbst (*homo noumenon*) Gegenstand der Betrachtung ist; vielmehr muss er so „genommen" werden, wie er in der konkreten Lebenswirklichkeit erscheint (*homo phainomenon*) (Hunold 1993: 185). Der Mensch ist auf seine biologischen Dispositionen verwiesen. Sie sind ihm einerseits in unverfügbarer Weise mitgegeben, andererseits kann er sich (reflexiv) zu ihnen verhalten und sie (sinnvoll) gestalten.[22] In dieser Gestaltbarkeit erfährt der Mensch Freiheit, weil er nicht bloßer Sklave seiner Bedürfnisse bleibt. Jedoch geht es der Identitätsforschung nicht so sehr „um das Wesen von Freiheit und den Grund personaler Würde, sondern um deren Entfaltungsbedingungen im Anspruch gesellschaftlicher Strukturen, Institutionen und Normen" (Hunold 1993: 185). Die Identitätsforschung beschäftigt sich demnach nicht mit der Frage, was der Mensch ist und worin Menschsein gründet, sondern wie sich Menschsein nach außen hin in gelungener Weise entwickeln und vollziehen kann. Dieser Bildungsprozess vollzieht sich ein Leben lang und in sämtlichen Lebensbereichen, in die das Individuum eingebettet ist (Familie, Freundeskreis, Kindergarten, Schule, Arbeit etc.).

G. Hunold beschreibt im Rückgriff auf G. H. Mead den Identitätsbildungsprozess im Spannungsfeld zwischen Individuum und von

---

21 Es ist gleichzeitig darauf hinzuweisen, dass „das Gelingen oder Scheitern eines Menschen, sein Glück oder sein Unglück, [...] nicht einfachhin [sic!] mit der Vernunft gesellschaftlicher Strukturen" (Hunold 1993: 177) zusammenfällt. Es bleibt somit die Spannungseinheit zwischen subjektiver Vernunft und objektiver Struktur bestehen, sodass sich vielmehr die Frage „nach der sittlichen Struktur des Individuellen im Sozialen" (Hunold 1993: 178) stellt. Diese Einschränkung ist insofern wichtig, weil der einzelne seiner persönlichen Eigenverantwortung enthoben würde, könnte jedes Scheitern des eigenen Lebensentwurfs per se mit den gesellschaftlichen Bedingungen erklärt werden. Vielmehr ist das Suchen *der sittlichen Struktur des Individuellen im Sozialen* als Auftrag für eine persönlichkeitsfördernde und die Eigenverantwortung stärkende Gestaltung der gesellschaftlichen Lebensbereiche zu verstehen.

22 So schreibt Maurer: „Die Identitätsforschung geht der Frage nach, wie der einzelne Mensch unter der Voraussetzung seines biopsychischen Potentials im Kontext der jeweiligen soziokulturellen Bedingungen und Erwartungen zur Übereinstimmung mit sich selbst gelangen kann" (Maurer 2003: 844). Maurer zeigt damit den bleibenden Gestaltungsauftrag für jeden Menschen auf.

wechselseitigen Interaktionen geprägten sozialem Umfeld. Die Rede von einem Identitätsbildungs*prozess* verdeutlicht, dass Identität kein statisches, sondern vielmehr ein dynamisches Konstrukt ist, das sich ein Leben lang ausbildet und somit als gestalt- und wandelbar erweist. Der einzelne ist in der gesellschaftlichen Wirklichkeit einem gesellschaftlichen Normengefüge zugeordnet, das sich durch Interaktionsprozesse ausbildet. „Individuum und Gesellschaft haben gleichermaßen ihren Ursprung im Interaktionsprozeß [sic!] selbst" (Hunold 1993: 186). Diese Dynamik führt dazu, dass „sowohl das individuelle Potential der einzelnen als auch die [...] normativen Generalisierungen einer ständigen Interpretation unterworfen" (Hunold 1993: 186) sind. Individuelle Identität ist dann gegeben, wenn es dem einzelnen gelingt, sein individuelles Potential mit der „in den normativen Generalisierungen gegebenen Einstellung der anderen" (Hunold 1993: 186) in Einklang zu bringen. Mit anderen Worten: Der einzelne muss seine Vorstellung davon, wer er ist oder sein will, mit den gesellschaftlichen Erwartungen in Übereinstimmung bringen. Dazu greift er auf gesellschaftliche Moralvorstellungen und Normen zurück, die diese Erwartungen maßgeblich prägen (Maurer 2003: 844f.). Damit kann festgehalten werden, dass Identität „das Resultat von Arrangierungen des individuell Besonderen mit dem gesellschaftlich Allgemeinen im Filter des eigenen ‚me' als des ‚generalisierten Anderen'" (Hunold 1993: 187) ist.

Identitätsbildung im Spannungsfeld zwischen der Auseinandersetzung mit den Erwartungen anderer und dem Selbst setzt Selbststand voraus. Fremderwartungen widersprechen oftmals den eigenen Vorstellungen. Trotzdem muss auch in diesen Fällen ein Ausgleich beider Ansprüche gelingen. Möglich ist dies nur, wenn das Individuum das Vertrauen in sich selbst besitzt, diese Aufgabe bewältigen zu können. Selbstvertrauen und Selbststand kommt somit eine essentielle Funktion in der Auseinandersetzung mit anderen und der daraus folgenden Entwicklung einer stabilen Identität zu (Hunold 1993: 192). Beides, Selbstvertrauen und Selbststand, ist zugleich für das Erreichen identitätsfördernder Ziele notwendig. Individuelle Identität kann nur dann in stabiler Weise entwickelt werden, wenn man weiß, auf welches Ziel man sich zubewegt. Das Ziel bedingt die Identitätsbildung. Wann immer der Mensch ein bestimmtes Ziel verfolgt oder eine Aufgabe übernimmt, besteht die Notwendigkeit, die eigenen Bedürfnisse und Interessen auf das angestrebte Ziel hin zu lenken. Dabei gilt es allerdings eine Gefahr abzuwenden. Oft regen sich im Menschen gleichzeitig mehrere, miteinander konkurrierende Bedürfnisse. Eine verantwortungsvolle Regulierung der Bedürfnisse darf nicht in einer einseitigen „Bedürfnisfixierung[...]" (Hunold 1993: 193) gesucht werden, sondern vielmehr im Ausgleich verschiedener Bedürfnisse. Das bedeutet nicht eine kontextuelle Nivellierung aller Bedürfnisse, sodass der konkreten Situation ein völliges Gleichgewicht zwischen allen erreicht wird, sondern erfordert vielmehr deren je notwendige Dominantsetzung.

> „Will er [der Mensch, M.M.] sich nicht verlieren, muß [sic!] er den in ihm miteinander konkurrierenden und in Widerstreit liegenden Strebungen und Interessen Rechnung tragen, sie untereinander abstimmen und sie je und je neu zum Ausgleich bringen. Alle Instrumentalisierung findet sonach ihre Grenze an der Notwendigkeit der *Arrangierung* [Kursive Hervorhebung im Original, M.M.] des gesamten Bedürfnishaushaltes im Umgang des Menschen mit sich selbst. Andererseits aber macht solche je und je notwendige Arrangierung Instrumentalisierung wiederum nicht überflüssig. Denn erst aus dem Dominantsetzen von Bedürfnissen empfängt menschliches Handeln seine jeweilige Sinnspitze, gewinnt es überhaupt erst reales Gewicht und Profil" (Hunold 1993: 193).

Gelingt es dem Menschen nicht, dieser Aufgabe nachzukommen, und bemüht er sich nicht um einen Ausgleich aller Interessen, droht der Stillstand menschlicher Aktivität. Anpassungsneigung und Konfliktscheu sind die Folge (Hunold 1993: 193). Dieser Aspekt darf für die motivationalen Bedingungen in den Pflegeberufen nicht unterschätzt werden. Die Motivation, den Pflegeberuf allein aus altruistischen Motiven ausüben zu wollen, gepaart mit einer persönlichen Neigung, die eigenen Bedürfnisse hinter den Bedürfnissen der zu Pflegenden, der Kollegen oder des gesamten Systems Krankenhaus zurückzustellen, droht die Ausbildung einer gesunden und reifen beruflichen Identität zu konterkarieren. Ebenso droht die Verhinderung der Entwicklung einer gesunden beruflichen Identität, wenn die strukturellen Gegebenheiten die Bedürfnisse des einzelnen ignorieren, unterdrücken oder eine unvorteilhafte, weil einseitige Arrangierung vornehmen. Deswegen ist ein weiteres Mal die Notwendigkeit zu betonen, wonach die arbeitsbedingenden Strukturen im Krankenhaus die individuelle Bedürfniserfüllung und -entfaltung der einzelnen Mitarbeitenden zulassen und fördern müssen. An dieser Stelle wäre folgender Einwand möglich: Die die Arbeitsbedingungen strukturierende institutionelle Ebene müsse immer allgemein gestaltet sein, weil nur so ein Ausgleich verschiedener individueller Interessen möglich sei.[23] Ein Eingehen auf die Bedürfnisse jedes einzelnen Mitarbeitenden könne im Alltag nicht stattfinden. Diesem möglichen Einwand kann mit G. Hunolds Differenzierung hinsichtlich der subjektiven Dimension des sittlichen Handelns begegnet werden. Träger jeder sittlichen Handlung ist

> „nicht das Individuum in seiner Einzigartigkeit, Unantastbarkeit und Inkommensurabilität, sondern vielmehr das Individuum als generalisierter einzelner, als das in seinen wesentlichen Grundzügen je und je gleich strukturierte verantwortliche Subjekt" (Hunold 1993: 178).

Weil sich in jedem einzelnen Menschen ähnliche oder gar die gleichen vitalen Grundbedürfnisse regen, somit eine strukturelle biologische Vergleichbarkeit gegeben ist (*tertium comparationis*), bleiben Institutionen in der Arbeitswelt auf die individuellen Bedürfnisse mit ihrem kollektiven Anspruch zurückverwiesen. Die vitalen Bedürfnisse markieren überall dort einen wichtigen Eckstein, wo die strukturelle Entfaltung menschlicher Bedürfnisse einer ethischen Reflexion unterzogen wird.

Das Begreifen der dynamischen Struktur des einzelnen, der Gesellschaft als Kollektiv und der gesellschaftlichen Normensysteme verdeutlicht, dass Identitätsbildung niemals nur eine bestimmte Lösung zulässt und gesellschaftliche Strukturen und kollektive Moralsysteme stets von Pluralität gekennzeichnet sind (Hunold 1993: 187). Übertragen auf den ökonomischen Kontext zeigt sich die Fruchtbarkeit der Pluralität darin, dass unter dem einheitlichen, allen unternehmerischen Akteuren übergeordneten Normensystem jedes Unternehmen je eigene und auf seine individuelle Zielsetzung bezogene organisationale Strukturen ausbilden kann, was ebenso für Krankenhäuser gilt. Jeder arbeitende Mensch entwickelt im Laufe seiner Ausbildung und beruflichen Tätigkeit eine berufliche Identität. Wollen Unternehmen

---

23 So wie auch Gesetze immer notwendiger Weise allgemein gehalten sind und niemals alle Einzelfälle berücksichtigen können. Dass ein Gesetz in der entsprechenden Situation für jeden Menschen trotz aller Individualität in gleicher Weise gilt, ist nur wegen eines *tertium comparationis* möglich, nämlich der Gleichheit aller Menschen vor dem Gesetz aufgrund ihres Menschseins.

ihre selbst gesetzten Ziele erreichen, sollten sie die Ausbildung einer positiven individuellen beruflichen Identität fördern, indem sie die Befriedigung und Instrumentalisierung der dafür notwendigen vitalen Bedürfnisse unterstützen. Die Erkenntnisse über die Dynamik der beruflichen Identität und die damit gegebenen Bedürfnisse stellen für gesundheitspolitische Entscheidungsträger und Entscheidungsträger in Krankenhäusern, in denen die Pflegeprofession häufig noch tradierten Arbeitsabläufen und -strukturen folgt, ein nicht mehr zu hintergehendes Faktum dar, das zu einer Weiterentwicklung des Pflegeberufs auf gesundheitspolitischer Ebene und in den Krankenhäusern aufruft. Ein Ignorieren dieses Faktums führt zu lähmender Stagnation und Starre.

3.3 Fazit: Der institutionelle Auftrag an Krankenhäuser

Die Reflexion über strukturen-, institutionen- und organisationstheoretische Grundlagen ist in der Gegenwart vielleicht so notwendig wie nie zuvor. Das Eingebettet-Sein in die Umwelt und ihr positiver wie negativer Einfluss auf die individuelle Entwicklung des Menschen hat sich in der Geschichte der Menschheit nicht grundlegend geändert. Der Mensch benötigt für seine persönliche Entwicklung heute wie ehedem stabilisierende Strukturen. Was im Laufe der vergangenen Jahrzehnte und Jahrhunderte einem schleichenden Veränderungsprozess unterworfen war und weiter sein wird, ist der hinter den Institutionen stehende mit Werten beladene Hintergrund. War etwa die Institution Ehe noch bis vor wenigen Jahrzehnten auch als existentielle Absicherung von Frauen zu verstehen, die keiner Erwerbsarbeit nachgingen, hat dieser Grund seine Bedeutung für erwerbstätige Frauen in vielen Ländern weitestgehend verloren. Auch die Krankenversorgung vollzog sich vom Mittelalter bis in die Neuzeit hinein oftmals vor einem christlich motivierten Ethos. Krankenfürsorge fand in Einrichtungen statt, die von christlichen Orden getragen wurden. Dies änderte sich mit der Entwicklung der Medizin zu einer Wissenschaft. Moderne Krankenversorgung ist in ein Gesundheitssystem eingebettet, das einerseits auf den Sozialprinzipien der Personalität, Solidarität und Subsidiarität beruht, andererseits Krankenhäuser zu Wirtschaftsunternehmen macht. Krankenhäuser verfolgen zwei Ziele, die nicht selten in einem spannungsreichen Verhältnis zueinander stehen: die Wiederherstellung oder Erhaltung der körperlichen Unversehrtheit des Menschen und das Einhalten wirtschaftlicher Prinzipien, um auf dem Gesundheitsmarkt konkurrenzfähig zu bleiben.[24]

Werden Institutionen als komplexe Gebilde verstanden, die menschliches Zusammenleben dauerhaft normativ strukturieren, auf menschlichen Wert- und Zielvorstellungen beruhen und zu einer Interessens- und Bedürfnisbefriedigung führen sollen, ergeben sich für die Organisation Krankenhaus mehrere Anforderungen, die im Fokus stehen müssen. 1. Die Erfüllung des Bedürfnisses des Patienten nach Heilung oder Wiederherstellung/Erhalt der körperlichen Unversehrtheit, damit ein individuelles „gutes Leben" geführt werden kann (= Ziel). Dazu bedarf es einer Therapie oder anderweitigen ärztlichen und pflegerischen Intervention, welche als soziale Interaktion zwischen Patient und den Vertretern der Heilberufe im Krankenhaus anzusehen ist. Alle organisationalen Strukturen im Krankenhaus müssen auf dieses Ziel hin ausgerichtet sein. 2. Alle Mitarbeitenden im Krankenhaus sind in diese organisationalen Strukturen eingebunden. Für sie gelten die Vorgaben des funktionalen Ablaufes, die dem Ziel Patientenwohl dienen. Damit dieser Anspruch eingelöst werden kann, müssen die individuellen Handlungen aller Mitarbeitenden dahingehend normiert, geordnet und aufeinander abgestimmt werden. Vor dem Hintergrund des menschlichen Bedürfnisses nach freier Entfaltung, die nie als grenzenlose, sondern immer nur als Freiheit in Grenzen richtig verstanden werden kann, kommt der organisationsbedingten Abstimmung der Handlungs- und Verfahrensabläufe eine zutiefst ethische Dimension zu. Sie muss notwendigerweise das Handeln des einzelnen einschränken bei gleichzeitig bestehender Notwendigkeit, diese Einschränkung freiheitsfördernd zu gestalten. Dabei sind die Bedürfnisse und anthropologischen Grundbedingungen zu berücksichtigen. Es zeigt sich, dass die Organisation Krankenhaus keinem Selbstzweck unterliegt, sondern als Gesundheitseinrichtung dem Patienten(wohl) zu dienen hat, als Arbeitgeber aber gleichzeitig der beruflichen Selbstverwirklichung der

---

24 Wie sehr sich die Arbeitsweise der Krankenhäuser durch den Einzug ökonomischen Denkens in das Gesundheitssystem gewandelt hat und welche Konsequenzen dies auf die Arbeitsweise der medizinischen Berufe hat, zeigt G. Maio in detaillierter Weise, s. Maio 2014[1].

einzelnen Mitarbeitenden. Wenn die Mitarbeitenden ihre individuellen und berufsbezogenen Bedürfnisse und Interessen in ihrem Tätigsein befriedigen können, ist eine fachlich gute und adäquate Patientenversorgung möglich. 3. Die Erfüllung der gesellschaftlichen Verpflichtung als Akteur im Gesundheitswesen. Von dieser Richtung her wird ein beständiger Druck herangetragen, in wirtschaftlicher Hinsicht handlungsfähig zu bleiben. Ebenso wie die ökonomischen Erfordernisse erzeugen die sich stetig ändernden Ansprüche jeder Generation einen kontinuierlichen Wandlungsdruck auf die Organisation Krankenhaus. Ein Krankenhus muss sich immerfort weiterentwickeln und wandeln, will es auf dem Gesundheitsmarkt bestehen. Organisationaler Wandel erfordert die aktive Mitarbeit und die Motivation jedes einzelnen Mitarbeitenden. Soll dieser Wandel nach humanen Kriterien vollzogen werden, sind die Bedürfnisse und anthropologischen Grundbedingungen der Mitarbeitenden aufzunehmen und dem Wandel nutzbar zu machen.

In den vergangenen Abschnitten war oft die Rede von anthropologischen Grundbedingungen und Bedürfnissen, ohne dass eine nähere Entfaltung erfolgte. Dies wird nun Aufgabe des folgenden Kapitels sein. Menschliches Handeln ist grundlegend von drei Antrieben geprägt. Der Mensch ist ein aggressives Wesen, das nach Selbstbehauptung strebt. Gleichzeitig ist er zutiefst altruistisch geprägt, was sich im Fürsorgeverhalten äußert. Schließlich instrumentalisiert der Mensch seine Mitmenschen zum Zwecke der individuellen Bedürfniserfüllung (Korff 2003b: 1637f.). Diese Triebe sind aus ethischer Sicht für eine humane Entfaltung des Menschseins unabdingbar. Sie verlangen nach einer institutionellen und organisationalen Einlösung. Auf diesen Zusammenhang hat W. Korff hingewiesen. Mit der *sozialen Perichorese* entwickelte er eine Theorie, die Anfragen an Strukturen, Institutionen und Organisationen bezüglich ihrer humanen Stimmigkeit richtet.

4. „Der Mensch ist dem Menschen Bedürfniswesen, Aggressor und Fürsorger zugleich"[25] – die sozialperichoretische Struktur des Krankenpflegeberufs

Das in GS 25 formulierte Postulat, wonach die menschliche Person als Wurzelgrund, Träger und Ziel aller gesellschaftlichen Institutionen zu gelten hat, spannt gleichsam ein Koordinatensystem für die Beurteilung der ethisch-humanen Stimmigkeit von Institutionen und Organisationen auf. Die menschliche Person ist deren ethisches Richtmaß. Mehrfach wurde bereits auf die Notwendigkeit von Selbstverwirklichung, Ermöglichung von Freiheit und Identitätsbildung sowie auf deren institutionelle Einlösung hingewiesen. Mit seiner Untersuchung zur Logik der normativen Vernunft ist es W. Korff gelungen, die Grundbedingungen menschlichen Daseins aufzuzeigen und ihre normative Relevanz darzustellen.

4.1 Von der Vernunft menschlichen Handelns zur sozialen Perichorese

Im Rahmen seiner Habilitationsschrift beschäftigt sich W. Korff mit der Frage nach der Vernunft menschlichen Handelns (Korff 2007: 60). Dabei stellt W. Korff die *normative Vernunft* mit ihrer dynamischen Konnotation der *positiven Vernunft* gegenüber. Indem er dem Menschen eine normative Vernunft, das bedeutet eine „handlungsregelnde, entscheidungsbezogene Vernunft" (Korff 2007: 60) zuschreibt, die sich von der positiven Vernunft abhebt, weil sie „sich auf die bloße Feststellung gegebener empirischer Sachverhalte und ihrer Bedingungszusammenhänge beschränkt" (Korff 2007: 60), macht er deutlich, dass dem

---

25 Korff 1985²a: 91

Menschen eine gestalterische Aufgabe hinsichtlich seiner Umwelt zukommt. Auf der Suche nach der Vernunft menschlichen Handelns
folgte W. Korff nicht dem deduktiven Paradigma, also dem Weg der
Feststellung sittlicher Prinzipien zu daraus abzuleitenden Normen für
das soziale Miteinander, sondern dem genau entgegengesetzten Paradigma, der Induktion. Seine Fragestellung war ob, und wenn ja, welche
Bedeutung dem Sozialen mit all seinen Implikationen für das Verständnis und die Entfaltung des Sittlichen zukomme (Korff 2007: 60f.).
Bei der Annäherung an den Begriff des Sozialen zeigt er dessen Viel-
schichtigkeit auf.[26] Sozial erweist sich dabei einerseits als interindivi-
duelle/interaktionelle Vollzugsform, andererseits als überindividuelles,
kollektives Regelwerk (Korff 2007: 61). Zudem lenkt der Begriff des
Sozialen auf ein Verständnis des Mensch als Kulturwesen. Der Mensch
ist von einer Kultur umgeben, die ihrerseits soziale Entitäten wie etwa
Sprache, Riten, Familienstrukturen oder Wirtschaftsordnungen hervorbringt. Damit menschliches Miteinander in den kulturellen Kon-
texten in verbindlicher Weise möglich ist, bedarf es der den sozialen
Systemen inhärenten normativen Regelwerke (Korff 2007: 62).[27] Dieser Zusammenhang von Kultur, Norm und menschlichem Miteinander zeigt jedoch auf, dass für die Begründung der Verbindlichkeit von
Normen und kulturellen Vorgaben angesichts der kulturellen und normativen Pluralität keine einheitliche Begründungsinstanz zu bestehen
scheint. Vor diesem Hintergrund fragt W. Korff weiter nach einer Begründungsinstanz, aus denen Normen ihre Verbindlichkeit beziehen.
Dies führt ihn zu der Erkenntnis, dass die Verbindlichkeit von Normen (spätestens seit der neuzeitlichen Wende zur menschlichen Vernunft) nicht weiter an heteronome Ordnungsgefüge zurückgebunden

---

26 Diese Annäherung vollzieht W. Korff anhand dreier gegensätzlicher Begriffspaare:
    sozial-individuell, sozial-asozial sowie *sozial-unsozial*. Für eine detaillierte Darstel-
    lung s. Korff 2007: 61–63. 65f.

27 In der dritten Dimension des Begriffs Sozial (sozial-unsozial) findet sich ein hu-
    manes Korrektiv sozialer Wirklichkeit (Korff 2007: 65). Unter dem tugendethi-
    schen Aspekt identifiziert W. Korff den Begriff des Sozialen mit einem altruisti-
    schen Verhalten, das heißt mit einem auf Fürsorge, Hilfsbereitschaft und Rück-
    sichtnahme ausgerichteten Verhalten. Jedoch will er das Soziale in diesem Sinne
    nicht allein als Anfrage an die Gesinnung des einzelnen beschränkt wissen, son-
    dern ebenso dezidiert als strukturethische Anfrage an überindividuelle Gegeben-
    heiten (Korff 2007: 66).

bleiben kann, sondern vielmehr an die Autonomie der Subjekte (Korff 2007: 62f.): „Der Mensch ist seinem Wesen und seiner Bestimmung nach der Konstrukteur auch seiner Handlungswelt" (Korff 2007: 63). Obwohl er gleichzeitig Schöpfer und Adressat von Normen ist, ist der Willkür und Beliebigkeit nicht Tür und Tor geöffnet:

> „Es ging um den Nachweis, dass sittliche Normen nicht als Willkürprodukte zu existieren vermögen, sondern nur als akzeptanzfähige Ausformungen von natural wie geschichtlich unbeliebigen Determinanten und Bedingungen menschlichen Seinkönnens, auf die man sich für sie beruft. Dem Begriff der Unbeliebigkeit kommt hier insofern Schlüsselbedeutung zu. [...] Es gehört zur Größe der Würde des Menschen als sich selbst aufgegebenem moralischem Wesen, die Frage nach der wahren Anspruchsgestalt des Guten immer neu angehen zu können und so gegebenenfalls von faktisch geltenden, jedoch als defizitär erkannten Richtmaßen sittlichen Handelns im Rekurs auf fundiertere Gründe zu besseren, human stimmigeren Lösungen zu gelangen" (Korff 2007: 64).

Demnach existieren naturale und geschichtliche Determinanten und Bedingungen, die für das menschliche Handeln und seine ethische Beurteilung relevant sind. Der Mensch besitzt die Fähigkeit, die Ausformung der handlungsleitenden strukturellen Bedingungen in Form von normativen Vorgaben, die jede Interaktion bedingen, zu beeinflussen und zu human stimmigen Lösungen zu gelangen. Dies erfolgt auch im Rückgriff auf seine „Natur". Überall dort, wo sich Menschen im sozialen Miteinander Normen geben und deren Interaktion institutionalisiert wird, können negative Tendenzen, die dem Humanen zuwiderlaufen, korrigiert werden. Dies gilt auch für all jene sozialen Gebilde, welche Arbeitsbedingungen strukturieren – demnach auch für Arbeitsstrukturen in Krankenhäusern. Auf seiner weiteren Suche legt W. Korff drei grundlegende naturale Antriebsfaktoren des Menschen frei, die dem sozialen Miteinander zugrunde liegen und dem Menschen zur Entfaltung seiner Person verhelfen. Aufgrund ihres sich wechselseitig durchdringenden Charakters, wurde diese Theorie als „soziale Perichorese" (Korff 2007: 69) bezeichnet.

4.2 Die Grundannahmen der sozialen Perichorese

Der Terminus *soziale Perichorese* entstammt dem Altgriechischen. Perichorese stellt ein Kompositum aus den Wörtern περὶ (*um... herum, gegen*) und χωρέω (*Raum geben, durchdringen*) (Gemoll 2006) dar und lässt sich mit *wechselseitig Raumgeben und durchdringen* (Korff 2003b: 1637) wiedergeben. Die wechselseitige Durchdringung der naturalen Antriebstrukturen ist die Basis, aus der heraus Normen ihre Legitimation beziehen.

> „Ihre konkrete materialethische Dignität und Legitimation [...] empfangen sie [die Normen, M.M.] erst aus der inneren Anspruchslogik jener strukturunbeliebigen Vielfalt naturaler Gesetzlichkeiten, in denen sich menschliches Seinkönnen je und je artikuliert und ausgestaltet" (Korff 1985²a: 76)

Wenn dem Menschen Gestaltungsaufgabe hinsichtlich seiner naturalen Gegebenheiten zukommt, muss sich das gemäß W. Korff auf mehreren Ebenen auswirken. Es geht einerseits um die Gestaltung der „interaktionell-zwischenmenschlichen Verhaltensmodi" sowie der „institutionell-übergreifenden Normlösungen" (Korff 1985²a: 77). Zwischenmenschliches Handeln und die Entstehung sozialer Institutionen bedingen sich gegenseitig. Sie entstehen einerseits durch menschliche Interaktion, andererseits setzen sie dem Menschen ein begrenztes Handlungsfeld.[28] Die soziale Perichorese sieht hinter jeder sozialen Interaktion drei Verhaltensantriebe am Werk, welche wiederum in den den Individuen übergeordneten Institutionen strukturell realisiert sein müssen. Es handelt sich hierbei 1. um den auf persönlichen Selbststand und Selbstbehauptung gerichteten *Aggressionstrieb*, 2. um den *Fürsorgetrieb* und 3. um den auf die eigene Bedürfniserfüllung gerichteten Trieb des *sachhaften Gebrauchens* des Gegenübers (Korff 2003b: 1637f.). Allein unter der Bedingung, dass jedem Interaktionsakt alle drei Grundantriebe gleichzeitig zugrunde liegen, kann von einem hu-

---

28 „Beziehungen zwischen Menschen verlaufen nicht in einem Raum unbestimmter Möglichkeiten und Erwartungen, sondern in einem Netz standardisierter Interaktionsformen, natural vorstrukturierter Verhaltensantriebe sowie sozial geprägter Rollen. Die Formen der Vergesellschaftung des Menschen und damit zugleich die Bedingungen und möglichen Ziele von Moral sind durch die anthropologischen Strukturen des Humanen prädisponiert" (Vogt 1997: 371).

manen Akt gesprochen werden. Die jeweilige situative Dominantsetzung eines Triebes erfolgt vor dem Hintergrund des Zwecks des Interaktionsaktes (Korff 2003b: 1638).

4.2.1 Die perichoretische Struktur von Aggression, Fürsorge und Sachhaft-Gebrauchen

Das Wort Aggression ruft in der Regel negative Assoziationen hervor. Wer sich aggressiv verhält, gilt als rücksichtslos, ichbezogen oder gar gewalttätig. Aggressives Verhalten gilt als ein Verhalten, das sozial unerwünscht ist. Diese einseitige und negative Einordnung des menschlichen Aggressionstriebes wird dem Phänomen Aggression allerdings nicht gerecht. Für seine richtige Einordnung bedarf es eines differenzierten Blicks. So ist zunächst einmal festzuhalten, dass Aggression als angeborenes Potential zum naturalen anthropologischen Bedingungsgefüge unverzichtbar dazugehört.

> „Als naturale Antriebskraft gehört Aggression sonach zur Grundausstattung des Menschen. Sie bedarf zwar der Steuerung, ist aber zugleich für seine humane Entfaltung unentbehrlich" (Korff 2003a: 28).

Im Rückgriff auf die Lorenz'sche Verhaltensforschung[29] weist W. Korff darauf hin, dass der Aggressionstrieb entwicklungsgeschichtlich als ältester Trieb gilt und somit dem Phänomen des sozialen Miteinanders einerseits in zeitlicher Hinsicht voraus liegt, andererseits aber auch dessen Voraussetzung bildet (Korff 1985²a: 79). Soziales Miteinander vollzieht sich in „einem eigentümlichen antagonistischen, in sich nochmals reich variierenden Spannungsgefüge von *verbindendem Zu-*

---

29 Für eine tiefer gehende Beschäftigung mit Lorenz' ethologischen Erkenntnissen siehe Lorenz 1965¹⁶. In der ersten Auflage seiner Monografie *Norm und Sittlichkeit* aus dem Jahr 1973 entnimmt W. Korff die ethologischen Erkenntnisse für seine Überlegungen aus Lorenz' eben zitierter Monografie aus dem Jahr 1965. In der zweiten unveränderten, jedoch neu eingeleiteten Ausgabe aus dem Jahr 1985, zitiert W. Korff weiterhin Lorenz' Ausgabe aus dem Jahr 1965 (s. Korff 1985²a: 202), obwohl zu diesem Zeitpunkt Lorenz' Monografie bereits neu aufgelegt war. Aus diesem Grund wird für eine tiefer gehende Beschäftigung mit der Lorenz'schen Verhaltensbiologie die nicht aktualisierte bibliographische Angabe W. Korffs übernommen.

einander und *konkurrierendem Gegeneinander* [Kursive Hervorhebung im Original, M.M.]" (Korff 1985²a: 79). Für das biologische Phänomen der innerartlichen Rivalität und Konkurrenz prägte die Verhaltensforschung den Begriff der *intraspezifischen Aggression* (Korff 1985²a: 79).[30] Innerartliche Kämpfe um Revier, Geschlechtspartner, Rang oder Nahrung folgen nicht einem destruktiven Prinzip. Diese Art von Kämpfen haben nicht die Tötung des Rivalen zum Ziel,[31] sondern erfolgen auf ritualisierte Art und Weise (Korff 1985²a: 79). Rituale erhalten dadurch eine protektive und konstruktive Stoßwirkung, da das Verhalten des Rivalen bis zu einem gewissen Grad antizipierbar wird. In ihrem ursprünglichen biologischen Sinn dient Aggression der Lebens- und Arterhaltung (Korff 1985²a: 82) und wirkt sich „evolutionsbiologisch positiv" (Vogt 1997: 372) aus. Dieses rivalisierende, bei Tieren zu beobachtende Verhalten gilt auch für die menschliche Spezies. Aggression hat „für den biopsychischen ‚Haushalt' des Menschen eine konstitutive Funktion" (Vogt 1997: 372). Alle höheren Formen von Sozialität bedürfen eines in geordneten Bahnen verlaufenden innerartlichen Aggressionsverhaltens. Würde Aggression isoliert betrachtet bzw. ausgelebt, wäre sie ein destruktives Prinzip. Das Spannungsgefüge von verbindendem Zueinander und konkurrierendem Gegeneinander verleiht der Aggression eine konstruktive und konstitutive Stoßrichtung. Denn erst aus diesem Spannungsgefüge heraus erwächst ein Beziehungsreichtum, der gleichzeitig eine Steigerung der Individualität der Einzelwesen einer Gemeinschaft bewirkt (Korff 1985²a: 80). Zugleich ist darauf hinzuweisen, dass der Aggressionstrieb ebenso für die Leistungsbereitschaft des Menschen elementar ist und somit für die Entwicklung von Initiativen, die in positiver Weise mit ihm korrelieren (Korff 1985²a: 84).

Mit dem bloßen Hinweis auf das Spannungsgefüge, das eine konstruktive Indienstnahme und Zähmung der Aggression zur Folge hat, ist jedoch noch nichts darüber ausgesagt, wie diese Zähmung erfolgt. Ebenso besteht noch keine Klarheit über die sittliche Relevanz und Einordnung des Aggressionstriebes. Die Zähmung und konstruktive

---

30 Im Gegensatz zur *extraspezifischen Aggression*, also der Aggression zwischen Individuen unterschiedlicher Arten (Korff 1985²a: 79).

31 Gleichwohl bestehen auch Ausnahmen, bei denen der Kampf mit dem Tod eines Artgenossen endet (Korff 1985²a: 79).

Indienstnahme der Aggression kann entweder auf emotionalem Wege durch eine Triebkombination mit anderen, entgegengesetzten emotionalen Triebimpulsen geschehen oder durch eine rationale Neutralisierung (Korff 1985²a: 85f.). Im Sinne der rationalen Neutralisierung erfolgt eine Reduzierung des Aggressionsimpulses auf seine rein instrumentelle Funktion, das heißt „er wird in dem Maße seiner emotionalen Struktur entkleidet, wie es zur tatsächlichen Überwindung von Widerständen, die der Erreichung eines Handlungszieles entgegenstehen, notwendig und geboten erscheint" (Korff 1985²a: 86).[32] In einer auf Leistung getrimmten Gesellschaft bietet sich eine weitere Form der Aggressionskontrolle an, die sich als „Ventilsitten" (Korff 1985²a: 87) äußern. Prestige-, Karriere, und Rangkämpfen ermöglichen ein institutionalisiertes und somit kontrolliertes Ausleben der Aggression.[33] Gerade in seiner institutionalisierten Variante wird offensichtlich, dass jede soziale interindividuelle Rivalität nur möglich ist, wenn neben dem Aggressionstrieb noch ein weiterer Trieb am Wirken ist, der das Miteinander im Gegeneinander sichert. Es handelt sich um den Trieb des sozialen Bindungswillens (Korff 1985²a: 88).

Mit dem Willen zur sozialen Bindung ist der zweite Trieb der anthropologischen Grundbedingung identifiziert. Er kann auf zwei evolutionsbiologische Ursprünge zurückgeführt werden. Zum einen auf die Vergesellschaftungsform des über den Fluchttrieb und das

---

32 Auch E. Wilson weist auf die rationale Indienstnahme des angeborenen aggressiven Potentials des Menschen hin: „Gewiss sprechen die Tatsachen dafür, dass die biologische Natur des Menschen für die Entwicklung der organisierten Aggression verantwortlich ist und die Anfänge dieser Entwicklung in vielen Gesellschaften bestimmte, doch wird es von kulturellen Prozessen abhängen, die immer mehr unter die Kontrolle des rationalen Denkens gebracht werden, wohin diese Entwicklung letztlich führt" (Wilson 1980: 111). Als Beispiel führt er die menschliche Neigung zur Kriegsführung an, wonach frühe Menschen bereits bei geringster Bedrohung durch andere mit starken Emotionen reagierten. Durch Staatenbildung wurde dieser Trieb institutionalisiert und zu einem politischen Instrument weiterentwickelt (Wilson 1980: 111). Inwiefern die Institutionalisierung der Aggression zu einem Miteinander führt, das das Handeln des Gegenübers erwartbar und berechenbar macht, lässt sich auch heute noch an zwischenstaatlichen Provokationen nachvollziehen, die zunächst von zunehmenden Drohgebärden geprägt sind, um schließlich, weil kein Staat an einer endgültigen militärischen Eskalation interessiert ist, in diplomatischen Gesprächen zu enden.

33 Eine anderes Feld für eine institutionalisierte Aggressionsauslebung bietet der Sport (Korff 1985²a: 87f.).

Kontaktstreben motivierten *Miteinanders*, zum anderen auf die Verge-sellschaftungsform des *Füreinanders*, die im Brutpflegeverhalten grün-det (Korff 1985²a: 90; Eibl-Eibesfeldt 1999⁸: 586f. 588–590). Die über den Fluchttrieb vermittelte Vergesellschaftungsform des sozialen Mi-teinanders findet sich bei Tieren ebenso wie bei Menschen. Droht Ge-fahr durch Fressfeinde, finden sich bestimmte Fischarten in Schwär-men zusammen, um ihre Überlebenschance zu vergrößern. Ebenso schließen sich Menschen in Gefahrensituationen oftmals ihnen unbe-kannten Menschen an (Eibl-Eibesfeldt 1999⁸: 586f.). Diese Motivation für sich allein genommen ist für W. Korff zwar eine hinreichende Er-klärung eines echten sozialen Füreinanders, jedoch keine notwendige. Der Drang nach Schutz basiere nämlich auf einem passiven Streben nach Sozialisation, das von Ohnmacht und Angst geprägt sei. Fürei-nander impliziere jedoch ein aktives Streben, das in der eigenen Selbst-mächtigkeit gründe. Das Streben nach Füreinander sei auf ein „genui-nes Zustandebringen des anderen" (Korff 1985²: 90) gerichtet, sodass jene sichernden Lebensvoraussetzungen geschaffen würden, die der andere für sich selbst nicht zu schaffen fähig sei (Korff 1985²a: 90). Hierzu bedarf es der zweiten Form der Vergesellschaftung, dem auf dem Brutpflegeverhalten basierenden Füreinander. Bei vielen Vogelar-ten und Säugetieren lassen sich Verhaltensweisen beobachten, die als altruistisch bezeichnet werden können. Sie jagen in arbeitsteiliger Wei-se oder verteidigen gemeinsam ihr Gebiet, aber sie führen auch Hand-lungen zur Hautpflege und Fütterungszeremonielle durch (Eibl-Eibes-feldt 1999⁸: 588). Auf Ebene der individualisierten Bindung wirkt sich der im Brutpflegeverhalten gründende Trieb aggressionshemmend aus. Mütter etwa nehmen nicht jedes Jungtier vorbehaltlos an, sondern sind auf die Aufzucht und Fürsorge des eigenen Jungtieres fokussiert. Dadurch wird sichergestellt, dass sich Mütter nicht gegenseitig ihre Jungtiere wegnehmen und womöglich mehr Jungtiere um sich schar-ren, als sie eigentlich versorgen können (Eibl-Eibesfeldt 1999⁸: 590). An diesem Mutter-Kind-Verhältnis lässt sich je nach Perspektive stär-ker erkennen, dass es nicht allein auf ein rein altruistisches Verhältnis ausgerichtet ist.

„Denn während die Beziehung des Kindes zur Mutter wesentlich durch die Motivationshaltung des Schutzsuchens, des Sich-Bergens, des Bedür-fens und – sich ins Aktive wendend – des Gebrauchens bestimmt ist, mo-

tiviert sich die Beziehung der Mutter zum Kind aus einer die eigene
Selbstmächtigkeit mitteilenden Zuwendungshaltung, die von den Mo-
menten des Gebens und Aufnehmens, des Sich-Gebrauchenlassens, des
Schenkens und Sorgens erfüllt ist" (Korff 1985²a: 91).

Aus Sicht der Jungtiere steht in der Brutpflege nicht ein altruistisches,
sondern ein auf die eigene Bedürfniserfüllung gerichtetes Verhalten im
Vordergrund. Sie gebrauchen ihre Eltern als Nahrungsquelle und
Schutzinstanz (Vogt 1997: 373). Beim Menschen ändert sich im Laufe
der Entwicklung dieser zunächst auf die elementarsten vitalen Grundbedürfnisse zielende gebrauchende Verhaltensmodus, indem er mit
zunehmendem Alter rationalisiert und auf Sachinhalte gerichtet wird,
allerdings bleibt er in seiner grundlegenden Dimension in jeder Bezie-
hungssituation bestehen (Vogt 1997: 373). Das Streben nach Zueinander erweist sich demnach als janusköpfig, weil es sich als In-Anspruch-
Nehmen des anderen als auch als Streben nach dem Sich-In-Anspruch-
Nehmen-Lassen durch den anderen vollzieht (Korff 1985b:110) Damit
sind nun alle drei grundlegenden Verhaltensantriebe des Menschen
aufgezeigt: der auf Selbstbehauptung gerichtete Aggressionstrieb des
Sich-gegenüber-dem-anderen-Behauptens, der in der Fürsorge gründende Trieb des *Den-anderen-Zustandebringens* sowie der auf die eigene
Bedürfniserfüllung gerichtete Trieb des *Den-anderen-Gebrauchens*
(Korff 1985²a: 91).

4.2.2 Sachhaftes Gebrauchen als Synthese von Fürsorge und Aggression

Soziale Interaktionen sind von der wechselseitigen Durchdringung der
natural angelegten Grundantriebe und ihrer situativen Dominantsetzung geprägt. Gleiches gilt für alle Interaktionsformen, die auf soziale
Hilfestellung gerichtet sind. Demnach sind alle Interaktionen einge-
schlossen, die sich in den Tätigkeiten des Pflegeberufs vollziehen.
Oberflächlich betrachtet scheint allerdings der Impetus der fürsorgenden Zuwendung zum Nächsten jegliches auf Selbstbehauptung oder
sachhaftes Gebrauchen gründende Verhalten auszuschließen. Dies
führt zur Frage, ob in einer Haltung, die ganz auf das Du des anderen
gerichtet ist, Aspekte der eigenen Bedürfniserfüllung und der Selbstbe-

hauptung realisiert sein können? Zur Beantwortung dieser Frage bedarf das Verhältnis von Fürsorge und Selbstbehauptung einer Erklärung, das sich nicht in sich ausschließender Gegenseitigkeit erweist. W.
Korff verweist darauf, dass gerade die Hinwendung zum anderen, die
auf dessen Zustandebringen sowie auf die Stärkung seiner Durchset-
zungsfähigkeit zielt, Selbstmächtigkeit und Suchen nach persönlicher
Sinnerfüllung der fürsorgenden Person erfordere (Korff 1985²a: 95).
Der konkurrierende Impetus stellt sich einerseits als Schutz für den
Fürsorgenden dar, im Akt des Gebens vom Betreuten nicht verein-
nahmt zu werden, sondern den persönlichen Selbststand zu wahren,
andererseits schafft dieser Impetus erst die notwendige Voraussetzung
dafür, „sich um des altruistischen Zweckes der Fürsorge willen gegenüber dem Betreuten durchzusetzen und diesen zu seinen eigenen
Möglichkeiten hin zu befreien" (Korff 1985²a: 95). Mit anderen Worten: erst der konkurrierende, auf Selbstbehauptung gerichtete Trieb
schafft die Möglichkeit, sich im Akt der Zuwendung voll und ganz auf
sein Gegenüber einzulassen, ohne sich dabei selbst zu verlieren. Nur
wer über ausreichend Selbststand und eine stabile Persönlichkeit verfügt, ist auch zu nachhaltiger Hilfestellung fähig. Dies ist ein Befund,
der für den Pflegeberuf nicht zu unterschätzen ist. Gleichzeitig muss
im Akt der fürsorgenden Zuwendung auch der Impetus des sachhaften
Gebrauchens realisiert sein. Er verhindert, dass sich die Beziehung
zwischen Fürsorgendem und Betreutem nicht in ein Besitz- und Herrschaftsverhältnis verkehrt. Der Fürsorgende darf den Betreuten nicht
in der Weise „gebrauchen", dass er sich in ihm entweder suchen oder
sich verlieren will. Ziel muss ein Verhältnis eines „selbstlos-verbinden-
den Zueinander[s, M.M.]" (Korff 1985²a: 96) sein, in dem sich beide
Partner nicht gegenseitig „vernutzen, sondern einander zu sinnerfüll-
ten Partnern werden" (Korff 1985²a: 96).[34] Mit M. Vogt lässt sich festhalten, dass soziale Interaktionen immer defizitär blieben, würden sie
allein auf ihre agonale und affiliante Struktur reduziert. Deshalb fasst
er diese beiden Strukturkomponenten im Sinne der Hegel'schen Dia-
lektik als These und Antithese auf, die erst im Sachhaft-Gebrauchen

---

34 Zur perichoretischen Struktur anderer Interaktionssituationen, s. Korff 1985²a:
    94f. W. Korff beschreibt die Situation des Kaufaktes, in dem der sachhaft gebrau-
    chende Trieb das dominierende Moment darstellt sowie den Leistungskampf, der
    von der Dominanz der Konkurrenz geprägt ist.

ihren synthetischen Ausgleich finden. Der sachhaft gebrauchende Impetus garantiert, dass soziale Interaktionen nicht an Sympathie und Antipathie gebunden sind oder auf eine reine Interessenstruktur verkürzt werden (Vogt 1997: 374f.). Im sachhaften Gebrauchen, das sich auf einer sachbezogenen Ebene vollzieht und in der die eigenen Interessen ihre Befriedigung finden, ist derjenige, dessen Bedürfnisse gestillt werden sollen, an einem guten Verhältnis zu seinem Gegenüber interessiert, weil hinsichtlich seiner Bedürfniserfüllung (insbesondere in einer langfristigen Beziehung) ein Abhängigkeitsverhältnis zum Gegenüber besteht. Dem sachhaften Gebrauchen kommt somit eine schützende Funktion zu (Vogt 1997: 374). „Daher ist die sachbezogene Bedürfnisbefriedigung ein unverzichtbares Element für die humane Ausgestaltung sozialer Beziehungen" (Vogt 1997: 375). Mit dem Impetus des Sachhaft-Gebrauchens, in dem Aggression und Fürsorge ihre Synthese finden, ist auch Immanuel Kants Selbstzweckformel, wonach stets so zu handeln sei, dass die Menschheit sowohl in seiner eigenen Person als auch in der Person eines jeden anderen stets als Zweck an sich selbst und niemals bloß als Mittel gebraucht werde (Kant 2011[7]b: 61), erfüllt. Die Notwendigkeit des sachhaften Gebrauchens stellt vielerlei Anfragen an die Pflege. Auf individueller Ebene richten sich Anfragen an die berufsbezogene individuelle Motivation von Pflegekräften, auf gesellschaftspolitischer Ebene an das Berufsbild Pflege und auf struktureller Ebene an gesetzliche Bestimmungen und die einrichtungsinterne Ausgestaltung der Arbeitsbedingungen und -inhalte von Pflegekräften.

4.2.3 Ein Einwand – der Naturalistische Fehlschluss

Die Annahmen der sozialen Perichorese und ihre ethische Relevanz für die Ausgestaltung und Bewertung sozialer Interaktionen entstammen wesentlich der biologischen Verhaltensforschung. Damit drängt sich der Verdacht auf, dass die soziale Perichorese dem Naturalistischen Fehlschluss unterliegt und somit als obsolet zu betrachten ist. Kann der Naturalistische Fehlschluss das Knock-Out-Kriterium für die soziale Perichorese darstellen?

Die Gefahr, im moralphilosophischen Argumentieren einem Naturalistischen Fehlschluss[35] zu unterliegen, – ein Begriff, der vom Philosophen G. E. Moore geprägt wurde, – ist bereits seit dem englischen Empiristen David Hume bekannt (Bischof 2012: 14). Das dahinterliegende Problem besteht in einem unerlaubten Schluss von deskriptiven, das heißt beschreibenden Aussagen, auf wertende oder normative Aussagen. Beschreibende Seins-Aussagen können auf ihren Wahrheitsgehalt hin überprüft werden, indem sie der Verifikation oder Falsifikation unterzogen werden. Hierfür wird auf andere Aussagen, sog. Prämissen, zurückgegriffen, deren Wahrheitsgehalt bereits bestätigt ist (Bischof 2012: 14). Anders verhält es sich mit normativen Aussagen. Sie zielen in ihrer Begründung nicht auf Verifikation oder Falsifikation, sondern auf Legitimation. Ihre Berechtigung erhalten normative Aussagen demnach nicht dadurch, dass sie sich als wahr oder falsch, sondern als legitim erweisen. Die Legitimation einer normativen Aussage erweist sich in ihrer logischen Korrektheit. Sie ist dann gegeben, wenn in ihrer Begründung auf wenigstens eine normative Prämisse zurückgegriffen wird. Geschieht dies nicht, vollzieht man einen Naturalistischen Fehlschluss (Bischof 2012: 15; Ricken 2003: 1264f.).

Bei der Berufung auf natürliche Eigenschaften erfolgt nicht grundsätzlich ein Naturalistischer Fehlschluss. Vielmehr tritt er dann auf, wenn natürliche Eigenschaften zum absoluten Maßstab des Handelns erhoben werden und sich somit jeder Güterabwägung entziehen. Würde etwa die evolutionsbiologische Erkenntnis der Arterhaltung zum obersten Maßstab sittlichen Handelns erhoben, läge ein Naturalistischer Fehlschluss vor (Ricken 2003: 1265). Genau das trifft auf die soziale Perichorese nicht zu. Zwar werden soziale Interaktionen auf das naturale Strukturgefüge der drei Antriebsmomente Aggression, Fürsorge und Sachhaft-Gebrauchen zurückgeführt, womit sie biologisch-naturalen Gesetzmäßigkeiten folgen. Allerdings wird der Mensch dadurch nicht vom Vernunftgebrauch dispensiert. Er ist seinen naturalen Grundbedingungen nicht bedingungslos ausgeliefert (Korff 1985²a: 97; Vogt 1997: 376), sondern zur Ordnung des perichoretischen Strukturgefüges aufgerufen. Die Theorie der sozialen Perichorese verfolgt nicht

---

35 Für eine sehr detaillierte Auseinandersetzung mit dem Naturalistischen Fehlschluss s. Fritz (2009).

das Ziel, unmittelbare Normen oder Handlungsziele abzuleiten, vielmehr soll sie als „Metanorm" (Korff 1985²a: 97) verstanden werden, die sich im konkreten Handeln in perspektivistischer Weise erschließt:

> „Insofern kann also die Natur des Menschen als soziale nicht anders begriffen werden denn in der Weise einer Perichorese eben jener sich gegenseitig bedingenden und korrigierenden Bezugskomponenten. Erst wo dieser naturale Interdependenznexus des Sozialen in dieser seiner perichoretischen Abstraktion genommen wird, gewinnt er zugleich die Funktion einer natural-sozialen *norma normarum* [Kursive Hervorhebung im Original, M.M.], erweist er sich als das eigentliche, maßsetzende Rahmenkriterium zur Bewertung und Einordnung konkreter sozialer Handlungsstile, das als solches *keinerlei Extrapolation* [Kursive Hervorhebung im Original, M.M.] zuläßt [sic!], weil sich eben nur ein sich innerhalb der Perichorese entfaltendes Handeln von dieser seiner naturalen Basis her als human vernünftig bestimmt" (Korff 1985²a: 97).

Die naturalen Grundtriebe setzen somit einen Rahmen, innerhalb dessen der rationalen und emotionalen Integrationsleitung der naturalen Grundtriebe durch den Menschen eine besondere Bedeutung zukommt.

Ein möglicher Vorwurf, die soziale Perichorese unterliege dem Naturalistischen Fehlschluss, erweist sich auch deshalb als unbegründet, weil keiner der naturalen Grundantriebe in irgendeiner Weise absolut gesetzt wird. Vielmehr wird auf das Erfordernis einer gegenseitigen Beschränkung durch rationale oder emotionale Integrationsleistung hingewiesen. Natur und Sittlichkeit fallen gemäß der sozialen Perichorese nicht zusammen. Der Mensch ist in seiner Subjektivität Grund der Sittlichkeit. Er trägt Verantwortung, sein Handeln angesichts seiner naturalen Veranlagung sittlich zu gestalten (Vogt 1997: 377). Der Mensch ist mit der Gesamtheit seiner naturalen Veranlagung Grund der Sittlichkeit – vor diesem Hintergrund erhält das Prinzip *ultra posse nemo tenetur* seine Bedeutung. Die Natur setzt keine Normen, jedoch setzt sie der menschlichen Normativität Grenzen.

4.3 Die institutionelle Einlösung der sozialen Perichorese

Die Implikationen der sozialen Perichorese verdeutlichen, dass gesellschaftlich erwünschte Verhaltensweisen nicht gegen, sondern entlang der menschlichen Neigungen durchgesetzt werden sollten. Theologisch lässt sich dies mit der Bestimmung des Menschen als ein zur Freiheit aufgegebenes Wesen begründen. Seine Vernunftbegabung ermöglicht ihm eine Lebensführung, in der er sich selbst in seiner naturalen Gegebenheit und seine ihn umgebende Wirklichkeit zu gestalten imstande ist (Korff 1985²a: 101). Die sich dabei herausbildenden Pläne und Entwürfe können als Normen bezeichnet werden, welche als Strukturbedingungen menschlicher Praxis regulativen Charakter gewinnen. Je mehr Normen institutionelle und damit kollektiv übergreifende Geltung gewinnen, desto mehr erweist sich ihr regulativer Charakter (Korff 1985²a: 102). Indem sich die konkrete individuelle Lebensgestaltung über die Herausbildung von Normen institutionalisiert, das heißt Bestandteil der sozialen Wirklichkeit wird, zeigt sich, dass sich menschliche Freiheit nie von sozialer Wirklichkeit losgelöst entfaltet, sondern immer sozio-kulturell bedingt ist, sodass schließlich die Frage nach „der Internalisierungs- und Geltungschance gegebener sozialer Normen" (Korff 1985²a: 102) gestellt werden muss. Dies wiederum wirft die Frage nach der Vermittlungsweise sozio-kultureller Normen auf, sodass sie sich dem Menschen nicht in Form von Kontrolle, Zwang oder Restriktion darstellen, sondern die Freiheit des Menschen wahren. An dieser Stelle erweist sich die über strukturelle Einschränkung vermittelte Freiheit („Freiheit zu") als wirksam. Menschliche Freiheit ist nicht in einer Weise aufzufassen, die den Menschen als von sozialen und institutionellen Gegebenheiten völlig losgelöstes Individuum betrachtet. Der Mensch ist als biologisches Mängelwesen auf Strukturen angewiesen, die seine Entwicklung strukturiert und ordnet. W. Korff bestimmt den „Prozess der Menschwerdung des Menschen als Prozess seiner Kulturation" (Korff 1985²a: 106), in den er seine Natur als Rohstoff mit einbringt. Seine Natur an sich liefert ihm keine Handlungsempfehlung. Vielmehr erhellt sich erst im Lichte der soziokulturellen Normbestände das Verstehens- und Handlungspotential der naturalen Anlagen (Korff 1985²a: 106). Gleichzeitig begrenzen diese Normbestände die potentiellen Handlungs- und Entwicklungsmöglichkeiten des Menschen und erweisen darin ihren protektiven Charakter, da sie vor Überforderung schützen. Indem Normen dem Menschen sein Seinkönnen erschließen und ihn zum Menschsein führen, entfalten sie auf internalisierende Weise ihren definitiven Geltungsanspruch, weil sie sich als natürliche Verhaltensweise präsentieren (Korff 1985²a: 106). Für den Fortbestand von Normen ist dies von existentieller Bedeutung. Normen haben nämlich nur so lange Bestand, wie sie ihren Geltungsanspruch und Akzeptanz bei den sie tragenden Individuen aufrecht erhalten können. Hinsichtlich der Frage, wie der Anspruch sozio-kultureller und institutioneller Normen auf Verbindlichkeit und Gehorsam durchgesetzt werden kann, ist festzuhalten, dass Handlungsvorgaben vom betroffenen Personenkreis für gut, stimmig, zumutbar und notwendig erachtet werden müssen. Dadurch erweisen sie ihren Freiheit ermöglichenden Charakter. Sobald Normen nur noch mittels Gewalt durchgesetzt werden können und nicht mehr moralisch vernünftig erscheinen, verlieren sie ihre Autorität sowie ihren sozialen Charakter (Korff 1985²a: 107).

Die ethische Legitimation sozio-kultureller Normen bemisst sich daran, inwiefern sie dem Menschen dazu verhelfen, seine triadische Handlungsstruktur des Strebens nach Selbststand, Bedürfniserfüllung und Fürsorge zu entfalten. Sie eröffnen dem Menschen den Deutungshorizont seines humanen Potentials und stehen somit im Dienst des Menschen (Korff 1985²a: 108). Aus diesem Dienstverhältnis erwächst eine zweifache Verantwortung. Der Mensch sieht sich Normen gegenüber in der Verantwortung zum Gehorsam, weil sie ihm zur Entfaltung des humanen Potentials verhelfen. Gleichzeitig fordert die Fähigkeit des Menschen zur Gestaltung seines Lebens auch die Verantwortung zur Gestaltung der dazu erforderlichen Normen ein. Dazu bedarf es eines absichernden Rahmens, der zur Verantwortungsübernahme befähigt. Die Verantwortung zur Gestaltung wird nämlich erst dort konkret wirksam, wo eine ethisch-politische Ordnung, das heißt institutionelle Ordnung besteht, die ihm die Gestaltungsmöglichkeit als Freiheitsrecht zuweist (Korff 1985²a: 108).

4.4 Zur Kritik der sozialen Perichorese

Die Theorie der sozialen Perichorese ist nicht ohne Widerspruch geblieben. U. Zelinka kritisiert, dass die soziale Perichorese den Erkenntnissen der klassischen Verhaltensbiologie folge und nicht den Erkenntnissen der modernen Soziobiologie, die soziales Verhalten mit dem

Prinzip Eigennutz erkläre (Zelinka 1994: 101). Die grundlegende Struktur menschlicher Sozialisation sei nicht in der triadischen Struktur aus *Sachhaft-Gebrauchen, Konkurrenz* und *Fürsorge* zu sehen, sondern vielmehr in der *Kosten-Nutzen-Maxime*. Weiter sei die Grundlage menschlicher Normativität nicht in der triadischen Struktur zu finden, sondern im

> „reziproke[n, M.M.] Interdependenznexus von Individuum und Um- und Mitwelt, welcher Interessenskollision, Konkurrenz und verschiedenartige Verhaltensstrategien zur Lösung dieses Konfliktes nach sich zieht, als *die* [Kursive Hervorhebung im Original, M.M.] grundlegende Basis für Verhalten generell" (Zelinka 1994: 192).

U. Zelinkas Kritik mündet in die Aussage, dass die Metanorm nicht in einer triadischen Struktur bestehe, sondern in einer „Balance zwischen Eigen- und Gemeinschaftsinteressen" (Zelinka 1994: 192).[36] Die sozialperichoretische Grundstruktur hält U. Zelinka jedoch nicht für obsolet, vielmehr betrachtet er sie als „Ausfluß [sic!] und nähere Konkretisierung dieser reziproken Interdependenz [der Balance aus Eigen- und Gemeinschaftsinteressen, M.M.]" (Zelinka 1994: 192).[37]

Die von U. Zelinka vorgebrachte Kritik generiert ihrerseits kritische Nachfragen. Diese betreffen etwa die Grundlagen sozialen Verhaltens. W. Korff sieht im agonalen Verhältnis von *verbindendem Zueinander* und *konkurrierendem Gegeneinander* die Grundlage jeder (menschlichen) Sozialisation. Wenn dagegen U. Zelinka darauf verweist, dass in der Reziprozität von Individuum und Mit-/Umwelt die Grundlage allen Verhaltens zu sehen sei, zeichnen sich doch gewisse

---

36 „Demgegenüber erweist sich vielmehr das Grundmuster der Balance zwischen Eigen- und Gemeinschaftsinteressen als jenes formale Strukturgesetz, an dem sich eine rational-konstruktive Ausformung naturaler Prädispositionen in konkreter Vergesellschaftung zu messen hat [Kursive Hervorhebung im Original, M.M.]" (Zelinka 1994: 193).

37 Am Beispiel des Umweltschutzes versucht U. Zelinka seine Kritik zu verdeutlichen. Beim Umweltschutz sehen sich die Befriedigung der Eigeninteressen und die Achtung der Fremdinteressen (seien es die der Mitmenschen oder die künftiger Generationen) gegenübergestellt. Diese Interessen bedürfen einer Balance (=Metanorm). Die konkrete Norm besteht in der Bewahrung der Schöpfung. Diese Metanorm liefert eine Vorgabe dahingehend, dass sowohl die Eigen- wie auch die Fremdinteressen in ausgleichender Weise befriedigt werden sollen. Für die konkrete Frage nach der Befriedigung der Eigeninteressen kann das triadische Strukturgerüst der sozialen Perichorese Antworten generieren (Zelinka 1994: 195f.).

Parallelen zu W. Korffs *konkurrierendem Gegeneinander (Individuum)* und *verbindendem Zueinander (Mit-/Umwelt)* ab. Eine zweite Frage besteht darin, ob sich die *Balance zwischen Eigen- und Gemeinschaftsinteressen* (U. Zelinka) und die triadische Struktur aus *Konkurrenz, Sachhaft-Gebrauchen und Fürsorge* (W. Korff) tatsächlich in derartiger Weise konträr gegenüber stehen, dass nur eines der beiden Strukturgesetze den Anspruch einer Metanorm erheben kann? Die Balance zwischen Eigen- und Gemeinschaftsinteressen zielt auf einen fairen und gerechten Ausgleich für alle Beteiligten, sodass die Eigeninteressen weder in unverhältnismäßiger Weise verfolgt, noch völlig unterdrückt werden (Zelinka 1994: 196). Eigen- und Gemeinschaftsinteressen finden in der Balance ihren Ausgleich. In analoger Weise finden bei W. Korff der aggressive und fürsorgende Trieb im sachhaft-gebrauchenden Trieb ihren Ausgleich, um weder einer zu starken und einseitigen (aggressiven) Erfüllung eigener Bedürfnisse Vorschub zu leisten, noch die eigenen Bedürfnisse in einer zu fürsorglichen Weise zu unterdrücken. Ob also die sozialperichoretische Triade als eine Konkretisierung der Balance zwischen Eigen- und Gemeinschaftsinteressen zu sehen ist, bleibt fraglich. Ob zudem die eben aufgezeigten Parallelen der Balance zwischen Eigen- und Gemeinschaftsinteressen sowie der sozialperichoretischen Triade tatsächlich so stichhaltig sind, dass beide Strukturgesetze gleichwertig und -berechtigt als Metanorm angesehen werden können, bedarf einer tiefer gehenden Klärung und somit einer weiteren Untersuchung, die an dieser Stelle nicht geleistet werden kann.

4.5 Tugendethik, Care-Ethik – die Dominanz der Fürsorge im Pflegeberuf

Die Theorie der sozialen Perichorese eröffnet einen Reflexions- und Bewertungshorizont für alle sozialen Interaktionen. Es wurde gezeigt, dass sich überall dort, wo Menschen handeln, Normen als Leitmotive herausbilden, die – bei regelmäßiger Befolgung – regulativen und institutionellen Charakter erlangen können. Normen stellen der Praxis immanente Strukturbedingungen für ein gelingendes Leben dar, denen ebenso wie Institutionen eine Entlastungsfunktion für den Menschen zukommt (Zelinka 1994: 193), woraus sich ihr Freiheit ermöglichender Charakter erschließt. Normen bilden sich aus, wenn sich in bestimmten Situationen ein bestimmter Handlungstypus bewährt hat. Nun gibt es nicht nur moralische (*„Du sollst das Gute tun!"*) oder soziale Normen (*„Du sollst den anderen ausreden lassen!"*), sondern auch sachbezogene Normen (*Deutsche Industrie Norm, DIN*) sowie Rechtsnormen (Maio 2017²: 14). Als Regeln finden sich Normen darüber hinaus in Institutionen und Organisationen, festgehalten in Verträgen, Hausordnungen oder Verfahrensstandards. Solche institutionellen/organisationalen Normen halten fest, welches Verhalten sich in früheren Situationen bewährt und somit zu „gelingendem Leben", das heißt zu organisationalem Erfolg, geführt hat und daher vorläufig – und auf diesen vorläufigen Charakter ist unbedingt zu verweisen – geeignet ist, die organisationalen Ziele zu erreichen.

Wenn es zutrifft, dass „der Mensch dem Menschen Bedürfniswesen, Aggressor und Fürsorger zugleich" (Korff 1985²a: 91) ist, dann liegt diese triadische Struktur naturaler Anlagen jeder Interaktion im Pflegebereich zugrunde. Hierbei können verschiedene Räume der Interaktion ausgemacht werden, die sich für eine sozialperichoretischen Betrachtung eignen. Ein Interaktionsraum eröffnet sich in der konkreten Patientenversorgung, in der jede Pflegekraft in der Zuwendung zum Patienten ihre fürsorgende, aggressive und sachhaft-gebrauchende naturale Anlage mit einbringt. Ein anderer Interaktionsraum findet sich in sämtlichen Handlungen und Beziehungen zwischen den Verantwortlichen in der Leitungsebene und den Pflegekräften im Pflegedienst.[38] Weiter sind sämtliche Verfahrensabläufe und -anweisungen (etwa in Form von Pflegestandards) von dieser triadischen Struktur durchzogen, sind sie doch nichts anderes als in der Vergangenheit oder durch Empirie bewährte standardisierte Interaktionen. Sie können als Ergebnis bewährter Pflegeinterventionen angesehen werden und gewinnen hieraus ihren regulativen Charakter. Jedoch bietet das in der

---

[38] Natürlich lässt sich die Triade aus Aggression, Fürsorge und Sachhaft-Gebrauchen auch aus Sicht des Patienten auf die Pflegekraft sowie der Pflegekraft auf ihre Vorgesetzten betrachten. Diese beiden Sichtweisen sollen allerdings an dieser Stelle nicht berücksichtigt werden, da es um die Relevanz der sozialen Perichorese für Entscheidungsträger im Management gehen soll. Von dieser Fragestellung her ist diese Ausgrenzung gerechtfertigt, sodass die Überlegungen auf die Interaktionsrichtung Leitungskraft-Pflegekraft und Pflegekraft-Patient beschränkt werden können.

Vergangenheit Bewährte keine Garantie, dass es unter sich stetig wandelnden Umweltbedingungen bleibende Gültig beanspruchen kann. Wollen Institutionen und Organisationen nicht obsolet werden, müssen sie sich stets einer Weiterentwicklung unterziehen. Der Wandlungsprozess innerhalb einer Organisation betrifft alle Fachbereiche und alle Berufsbilder. Es muss kontinuierlich überprüft werden ob Verfahrensanweisungen, Standardisierungen oder andere normative Vorgaben noch zeitgemäß sind, oder ob etwa das Aufgabenprofil bestimmter Berufsgruppen einer Anpassung und Weiterentwicklung bedarf. Hier stellt sich hinsichtlich des Pflegeberufs ein dringlicher Handlungsbedarf, auch mit Blick auf die ethische Fundierung pflegerischen Handelns.

Das Berufsbild Pflege wird wesentlich über den Beziehungsaspekt definiert. Die Tatsache, dass sich der Krankenpflegeberuf aus der Krankenfürsorge christlicher Ordensgemeinschaften entwickelt hat (siehe hierzu Wolff/Wolff 2008) und lange Zeit als eine Tätigkeit galt, für die es weiblicher Tugenden bedurfte (Schröer 2016: 3), lässt die Frage aufkommen, ob dieses christliche und weibliche Ideal der Caritas nicht auch heute noch eine Wirkmächtigkeit entfaltet, dass Begrifflichkeiten der sozialen Perichorese wie Leistung, Aggression oder Sachhaft-Gebrauchen als unvereinbar mit dem Berufsbild gelten. Diese christlichen und weiblichen Tugenden scheinen noch immer ihren strukturellen Niederschlag in Krankenhaushierarchien, teilweise im PflBG, in gesellschaftlichen Vorstellungen bezüglich des Pflegeberufs und nicht zuletzt in berufsbezogenen Ethikkodices zu finden.[39] Zugänge zu einem Ethos der Pflege erfolgten und erfolgen oftmals tugendethisch, indem gutes oder schlechtes Handeln anhand von tauglichen Haltungen (Tugenden) bewertet wird. Seit Carol Gilligans Darstellung, wonach weibliche Moral ein moralisches Urteil im Gegensatz zur

---

[39] Der historische Befund macht eine weitere Eigenart des Pflegeberufs in Krankenhäusern deutlich. Es ist noch immer weit verbreitet, weibliche Krankenpflegekräfte mit „Schwester" anzureden, eine Berufsbezeichnung, die nur noch weibliche Pflegekräfte führen, deren Berufsabschluss nach dem geltenden Berufegesetz vor dem 01.01.2004 liegt. Zudem werden weibliche wie männliche Krankenpflegekräfte überwiegend mit Vornamen angeredet. Die noch immer anzutreffende Begründung, wonach die Anrede mit Vornamen das Vertrauens- und Beziehungsverhältnis zwischen Pflegekraft und Pflegebedürftigem intensivieren soll, sollte hinterfragt werden.

männlichen Moral auf Grundlage von Fürsorge fälle (Fonk 2004: 180ff.), hat sich ein weiterer Zugang zu einer Ethik der Pflege durchgesetzt, der sich auf genannte Fürsorge oder Sorge konzentriert und demnach als Care-Ethik bezeichnet wird (auch Ethik der Fürsorge, Fürsorgeethik, Ethics of Care etc.) (Honnefelder 2016: 653f.). Stichworte wie Altruismus, Fürsorge, Hinwendung zum Nächsten, Selbstlosigkeit, Aufopferungsbereitschaft berechtigen diese Zugangsweisen vordergründig. Gegen diese Sichtweise macht L. Honnefelder deutlich, dass tugend- und care-ethische Argumentationslinien im heutigen Gesundheitssystem nicht mehr bedingungslos zeitgemäß sind. Tugendethisches Argumentieren setzt im Bereich Medizin- und Pflegeethik eine bestimmte Teleologie und ein festes Rollenkonzept voraus. Wird ärztliches und pflegerisches Handeln dann als moralisch gut bewertet, wenn es vom Ziel der Heilung bzw. Linderung des kranken Menschen geleitet ist, so lassen sich daraus berufsbezogene Tugenden in einem ethischen Kodex festhalten. Aufgrund einer voranschreitenden Komplexität und Innovativität, einer Ausweitung und Diversifikation der Rollen in der Gesundheitsversorgung sowie einer bestehenden Pluralität maßgeblicher Zielvorstellungen in der Gesellschaft, ist eine Tugendethik jedoch nur noch bedingt hilfreich (Honnefelder 2016: 653). Als ebenso begrenzt erweisen sich ethische Argumentationslinien, die auf (Für-)Sorge basieren. Diese – an dieser Stelle unter dem englischen Begriff „Ethics of Care" subsumiert – sind von einer Sichtweise der Sorge als conditio humana gekennzeichnet. Menschen können demnach selbst in einem Ausmaß bedürftig werden, dass sie in Sorge um das Gelingen des Lebens auf die Sorge anderer Menschen angewiesen sind. Gleichzeitig tragen sie selbst die Veranlagung der Fürsorge für andere in sich, wobei eine Vorstellung vom Gelingen des Lebens erforderlich ist (Honnefelder 2016.: 653f.). Der Stärke care-ethischer Ansätze, die in einer Verankerung in der condition humana und der personalen Beziehung sowie in der Bezugnahme auf menschliche Grundantriebe zu sehen ist, steht die Tatsache entgegen, dass sich das Handlungsfeld in der Gesundheitsversorgung nicht mehr auf die Dyade Arzt/Pflegekraft und Patient reduzieren lässt und eine tugenethische Handlungssteuerung nicht mehr ausreicht (Honnefelder 2016.: 654). Aus der Kritik des care-ethischen Ansatzes dürfen jedoch keine falschen Folgerungen gezogen werden. Fürsorge ist ein wichtiges Antriebsmoment der Gesundheitsversorgung. Aufgrund der Zielsetzung eines Krankenhauses, die in der Therapie des bedürftigen Patienten besteht, ist sowohl im medizinischen als auch im pflegerischen therapeutischen Prozess der Fürsorgetrieb dominant. Die Dominanz des aus der Brutpflege stammenden und altruistisch motivierten Fürsorgetriebs ist in diesem fürsorgenden Setting legitim, weil er sich auf hilfebedürftige Person richtet. Aggression und sachhaftes Gebrauchen treten dahinter zurück. Da jedoch jede Interaktion stets aggressiv, fürsorglich und sachhaft-gebrauchend zugleich ist, dürfen weder der Aggressionstrieb noch der sachhaft-gebrauchende Trieb eliminiert werden (Korff 2003b: 1638). Die soziale Perichorese weitet den Horizont über die Fürsorge hinaus. Auch wenn Krankenpflege und ärztliche Tätigkeit als fürsorgend helfende Berufe gelten, müssen die auf die eigene Person bezogenen Bedürfnisse der Pflegekräfte und Ärzte in den Arbeitsbedingungen strukturell und inhaltlich unbedingt realisiert werden, weil sich die Bedürfnisse nicht in dem Willen um die Sorge für andere erschöpfen. Für das Setting Krankenhaus drängt sich der Verdacht auf, dass dem fürsorgenden Trieb vor allem in den Pflegeberufen ein zu starker Vorschub geleistet wird, was Burnout und hohe Personalfluktuation nach sich ziehen kann. Zugespitzt lässt sich formulieren, dass Arbeitsbedingungen für Pflegekräfte und Ärzte überall dort als inhuman zu bezeichnen sind, wo Aggression und sachhaftes Gebrauchen strukturell unterdrückt werden, weil der Impetus der Fürsorge für die berufliche Tätigkeit als ausreichend angesehen wird. In Zeiten des Fachkräftemangels in der Pflege erhält diese These ihre ethische Brisanz.

4.6 Die Notwendigkeit der perichoretischen Ausgestaltung pflegerischer Tätigkeit

Der auf Selbststand ausgerichtete konkurrierende Trieb, hinter dem die Aggression als naturale Anlage steht, garantiert im Akt der konkreten Hilfestellung zwischen Pflegekraft und Patient jene Hilfe, die es in der individuellen Betreuung braucht. Er bietet dem Fürsorgenden einerseits Schutz vor Vereinnahmung durch die der Hilfe bedürftigen Person, weil durch ihn Selbststand und somit der Blick auf die eigenen

Bedürfnisse garantiert wird, andererseits eröffnet er dem Fürsorgenden erst die Fähigkeit, die betreute Person zu ihren eigenen Möglichkeiten hin zu befreien. Er kann Ideen aufzeigen, wie es angesichts der aktuellen Situation weitergehen kann. Auf Basis des auf Selbststand gerichteten Impetus ist der Aufbau einer stabilen Persönlichkeit und beruflichen Identität möglich. Dies wirft die Frage auf, ob bei der Auswahl von Auszubildenden in der Pflege wie auch bei der Einstellung von bereits examinierten Pflegekräften nicht viel intensiver und differenzierter nach den motivationalen Gründen für die Berufswahl gefragt werden müsste. In einer Studie bezüglich Jobverhalten, Motivation und Arbeitsplatzzufriedenheit konnte gezeigt werden, dass für Auszubildende im Krankenpflegeberuf[40] die Arbeit mit Menschen oder die Möglichkeit der Hilfeleistung für andere Menschen mehrheitlich eine starke bis absolut entscheidende Motivation für die Berufswahl darstellt. Gründe wie gesellschaftliches Ansehen des Berufs oder die Möglichkeit, sich über die Ausbildung zu einem späteren Zeitpunkt durch einen pflegebezogenen Studiengang weiterzuentwickeln – zwei Motive, die wesentlich als Ausfluss der Aggression anzusehen sind, weil sie auf Leistungserbringung und persönliche Entwicklung zielen, – spielten eine untergeordnete Rolle (Buxel 2011: 159). Grundsätzlich ist zu konstatieren, dass diese Motivation für die Berufswahl erforderlich ist, da es einer empathischen Grundhaltung bedarf. Allerdings muss damit gerechnet werden, dass eine Person, die den Pflegeberuf überwiegend aus altruistischen oder fürsorgenden Motiven ergreift, unter Umständen nur schwer eine stabile und gesunde berufliche Identität entwickeln wird. Die perichoretische Struktur der naturalen Anlagen eröffnet somit einen Reflexionshorizont, der neben den auf Fürsorge ausgerichteten Motiven auch die Notwendigkeit der auf Aggression und Sachhaft-Gebrauchen gründenden Motive aufzeigt, sodass diese bereits vor der Ausbildung erfragt und während der Ausbildung gestärkt werden können. Indem der Impetus des Sachhaft-Gebrauchens den Fokus auf eine sachbezogene Interaktionsebene legt, sollte darüber hinaus bei aller notwendigen Empathie das Bewusstsein der einzelnen Pflegekraft immer wieder darauf gerichtet werden, dass

---

40 Die Studie wurde im Jahr 2011 durchgeführt als noch der gesonderte Abschluss in der Gesundheits- und Krankenpflege möglich war.

eine notwendige Distanz gegenüber den Patienten gewahrt werden muss, weil Patienten stets ein Mittel zur Ausübung der beruflichen Tätigkeit und somit zur materiellen und ideellen Bedürfnisbefriedigung bleiben. Im sachhaften Gebrauchen finden Patientenfürsorge und die auf die eigene Bedürfniserfüllung gerichtete Aggression ihren notwendigen Ausgleich. Dieses Verhältnis aus Nähe und Abgrenzung ist der Inhalt dessen, was unter dem geprägten Begriff „professionelle Distanz" zu verstehen ist.

Ein weiterer neuralgischer Punkt, der noch immer den Pflegeberuf an einer Emanzipation hindert, ist in den gesetzlichen Bestimmungen zu finden. Zwar sind mit dem PflBG erstmals Tätigkeiten definiert, die ausschließlich professionell ausgebildeten Pflegekräften vorbehalten sind (§ 4 PflBG), sodass ihnen hierbei eine gesetzlich verbürgte Autonomie zukommt. Gleichzeitig ist der Pflegeberuf insbesondere in Krankenhäusern davon geprägt, dass gegenüber dem ärztlichen Dienst Weisungsgebundenheit besteht (Schröer 2016: 4).[41] Wird jedoch der konkurrierende Trieb durch exogene Faktoren (strukturelle Zwänge, Weisungsgebundenheit, ökonomischer Druck) unterdrückt, erfolgt zwar eine erfolgreiche Unterbindung der dahinterstehenden Aggression als naturale Anlage, jedoch mit dem „Preis einer weitgehenden *Lähmung von Initiativen* [Kursive Hervorhebung im Original, M.M.]" (Korff 1985²a: 84). Im Umkehrschluss bedeutet dies, dass ein Handlungsrahmen, der eigenständiges Handeln und somit Leistungserbringung zulässt, Handlungsinitiativen freisetzt – Initiativen, die wiederum für die stetige persönliche, institutionelle und organisationale Weiterentwicklung erforderlich sind.

Dass Aggression nicht als rein destruktiv zu betrachten ist, verdeutlicht ein weiterer Aspekt. Sie ist Grundlage für viele Haltungen, die allgemein als tugendhaft gelten: Entschlossenheit, Geduld, Beharrlichkeit, Begeisterung, Hingabebereitschaft und Opfergesinnung (Korff 1985²a: 85). Dies sind Haltungen, die ebenso für die pflegerische Tätigkeit notwendig sind. Entschlossenheit, den Beruf ausüben zu wollen und im Beruf zu verbleiben, Geduld und Beharrlichkeit, auch gegen Widerstände seine Ansichten beizubehalten und im Sinne der Handlungsinitiativen für notwendige strukturelle Weiterentwicklungen ein-

---

41 Zur ärztlichen Delegation siehe Kapitel 5.2.1.2.

75

zutreten sowie die zwei antiquierten Worte Hingabebereitschaft und Opfergesinnung. Trotz ihrer pathetischen Formulierung sind diese beiden Haltungen dahingehend aktuell, den Pflegeberuf auch trotz der belastenden Umstände (Schicht-, Wochenend- und Feiertagsdienst, Erleben von schweren Krankheitsverläufen bis hin zum Sterben und Tod) auszuüben.

Der sachhaft-gebrauchende Impetus zeigt seine besondere Relevanz für die Managementebene und somit für den Umgang der Entscheidungs- und Verantwortungsträger im Pflegemanagement mit den ihnen unterstellten Pflegekräften. Wenn nämlich im sachhaften Gebrauchen Konkurrenz und Fürsorge ihren notwendigen synthetischen Ausgleich finden, dann erhalten die Ziele des Krankenhauses, wirtschaftlich zu handeln und das Wohl der Patienten zu garantieren, im sachhaft gebrauchenden Umgang mit den einzelnen Mitarbeitenden im Pflegedienst ihren ethischen Bewertungsmaßstab. Dies insbesondere dann, wenn beide Ziele in Konkurrenz zueinander zu treten drohen. Der sachhaft-gebrauchende, auf den Umgang mit dem anderen gerichtete Impetus darf nicht auf seine dingliche Funktion reduziert werden. Gemäß W. Korff kommt ihm in der Regel die produktivste Rolle der menschlichen Beziehungswelt zu, was sich geradezu am sozioökonomischen „Phänomen der modernen, sich ausdifferenzierenden Arbeitsteilung" (Korff 2016: 748f.) erweist. Die schützende Funktion des sachhaft-gebrauchende Antriebsmoments wird in der Verhinderung einer Verkürzung sozialer Interaktionen auf eine reine Interessenstruktur deutlich. In diesem Modus der sozialen Interaktion ist diejenige Person, deren Bedürfnisse durch ihr Gegenüber befriedigt werden sollen, an einer guten Behandlung und stabilen Beziehung interessiert. Konkret kann dies Folgendes bedeuten. Angesichts des Personalmangels sehen sich Pflegekräfte in Leitungsfunktionen (Stationsleitung, Pflegedienstleitung) zunehmend mit der Herausforderung konfrontiert, alle Dienstschichten ausreichend mit Personal zu besetzen. Brisanz erhält der sachhaft-gebrauchende Impetus, wenn bei krankheitsbedingtem Ausfall eine sich in ihrem freien Tag befindliche Pflegekraft kurzfristig einspringen soll. Springt eine Pflegekraft freiwillig ein, so stellt dies kein Problem dar. Ethische Anfragen stellen sich dann, wenn moralischer Druck erzeugt wird, wonach man seine Kollegen oder Patienten nicht im Stich lassen könne. Relevant wird dieser Impetus ebenfalls bei der Dienstplangestaltung, wenn nicht hinreichend darauf geachtet wird, dass der Biorhythmus aufgrund des Schichtdienstes nicht allzu sehr belastet wird.[42] An diesen beiden Beispielen wird bereits deutlich, dass aus Sicht der sozialen Perichorese Anfragen an die ethisch-humane Stimmigkeit von Arbeitsbedingungen gestellt werden können.

---

42 Hier ist hauptsächlich ein allzu häufiger Wechsel von Spät- auf Frühdienst zu erwähnen.

5. Reflexion und Forderungen für die Pflegepraxis und ihrer zugrundeliegenden Strukturen

Immanuel Kant prägte folgenden Satz: „Gedanken ohne Inhalt sind leer. Anschauungen ohne Begriffe sind blind" (Kant 2011[7]a: 98). Die vorangegangen Überlegungen dürfen nicht im Sinne eines Selbstzwecks für sich stehen bleiben. Es gilt die pflegerische Praxis immer wieder zur Aus- und Weitergestaltung der Arbeitsbedingungen zu befähigen, sodass sie der jeweiligen Zeit und ihren Erfordernissen gerecht wird. Im Folgenden erfolgt eine Darstellung von Belastungen beruflich Pflegender, die sich aus Faktoren auf Makro-, Meso- und Mikroebene ergeben. Gleichzeit sollen Lösungsvorschläge dort, wo sie noch nicht (in ausreichendem Maße) existieren, aufgezeigt werden, und dort wo sie bereits bestehen, einer ethischen Bewertung unterzogen werden.

5.1 Burnout-Syndrom und Helfersyndrom – eine begriffliche Annäherung

Der englische Begriff *Burnout* lässt sich mit *Ausbrennen* wiedergeben (Moosler et al. 2010: 87). Erstmals geprägt wurde er im Jahr 1974 vom Psychoanalytiker H. J. Freudenberger, welcher das Burnot-Syndrom zunächst im Hinblick auf ehrenamtliche Helfer beschrieb, später auch bezogen auf professionell Helfende (Keim 2012[3]a: 162; Moosler et al. 2010: 87). Burnout[43] beschreibt einen Zustand der beruflichen Interessens- und Antriebsarmut, der sich aus anhaltender Überforderung ergibt, wobei in diesem Zusammenhang häufig auch mangelnde berufliche Anerkennung und zu wenige Erholungspausen zu beobachten sind

---

43 Wenn im Folgenden von Burnout die Rede ist, so ist damit das Burnout-Syndrom gemeint.

(Keim 2012³a: 162). Das Phänomen Burnout ist vielschichtig und komplex. Generell lässt sich festhalten, dass keine einheitliche Definition existiert und eine Unterscheidung dessen kaum möglich ist, was als Symptom und was dagegen als Folge von Burnout zu gelten hat (Moosler et al. 2010: 88). Grundsätzlich können folgende drei Kennzeichen auf einen Burnout hindeuten: Emotionale Erschöpfung wie chronische Müdigkeit, soziale Distanzierung bzw. Depersonalisierung (sozialer Rückzug, abwertende Haltung gegenüber anderen) und persönliche Leistungseinbußen (Reduzierung der Arbeit auf ein Minimum) (Keim 2012³a: 162; Moosler et al. 2010: 88; Menschik-Bendele 2011: 14; Pracht/Bauer 2009: 69). Auffallend ist zudem, dass Burnout typischerweise in Berufen mit einem hohen Anteil sozialer Interaktionen anzutreffen ist (Moosler et al. 2010: 88). Als Ursache hierfür kann die asymmetrische Beziehungskonstellation ausgemacht werden, wonach die helfende Person „vornehmlich gibt, während der andere nimmt" (Keim 2012³a: 162; s. auch Pracht/Bauer 2009: 69). Dieses asymmetrische Verhältnis ist für den Pflegeberuf kennzeichnend. Erhalten helfende Personen keine ausreichende Anerkennung und Zuwendung und ist ihre reale Tätigkeit nicht deckungsgleich mit persönlichen Vorstellungen, weil sie beispielsweise unter Zeit- und Verantwortungsdruck stehen, wird die dabei erlebte Belastung unter Umständen nicht mehr konstruktiv verarbeitet. Die erlebte Belastung ist Produkt von Faktoren, die in den Arbeitsinhalten sowie der Ablauforganisation gründen (Keim 2012³a: 162), aber auch in persönlichen Merkmalen (Moosler et al. 2010: 90). Ungünstige Faktoren in den Arbeitsinhalten, auf Ebene der Ablauforganisation und in den persönlichen Merkmalen können explizit für den Pflegeberuf identifiziert werden. Auf Ebene der konkreten Arbeitsinhalte ist auf den Umgang mit (schweren) Krankheitsverläufen und Tod zu verweisen, auf ablauforganisatorischer Ebene auf Faktoren wie Schichtdienst, nicht wertschätzende Entscheidungen im Management sowie mangelnde berufliche Anerkennung und auf individueller Ebene auf (zu) hohe persönliche Ansprüche an sich selbst, Vernachlässigung eigener Bedürfnisse, mangelnde Inanspruchnahme von Hilfe und Unterstützung aber auch auf das Helfersyndrom (Keim 2012³a: 163). Es zeigt sich, dass Burnout ein vielschichtiges und komplexes Symptombild darstellt, das aus sozialperichoretischer Perspektive und aus der Perspektive der Differenzierung von Arbeit und Wirken einen dringenden Handlungsbedarf aufzeigt. Burnout scheint ein Phänomen zu sein, das von einem ungünstigen Zusammenwirken von externen und internen (persönlichen) Faktoren gekennzeichnet ist. Es entsteht infolge eines zu eingeschränkten individuellen Handlungsspielraums (mangelnde zeitliche, sachliche sowie personale Souveränität) sowie aus einer unzureichenden perichoretischen Ausgestaltung der sozialen Interaktionen in der beruflichen Tätigkeit.

Das Helfersyndrom, erstmalig von W. Schmidbauer im Jahre 1977 beschrieben, findet sich ebenfalls häufig bei helfenden Berufen (Keim 2012[3]b: 394). Menschen mit einem Helfersyndrom lassen dem Hilfebedürftigen eine aufopfernde Hilfe zuteilwerden, wodurch der in der Arterhaltung wurzelnde Trieb des Helfens zum Problem wird (Keim 2012[3]b: 394). Zur Entstehung dieses Syndroms werden Erfahrungen in der Kindheit vermutet, wonach die betroffenen Personen nicht die notwendige Zuwendung, Anerkennung und Akzeptanz erfahren haben, derer sie bedurft hätten. „Sie erlebten früh einen Unterschied zwischen den eigenen Bedürfnissen und dem, was sie an Zuwendung, Bestätigung und Sicherheit erfuhren" (Keim 2012[3]b: 394). Folge können ein geringes Selbstwertgefühl, Verzweiflung, Einsamkeit und vernachlässigte Wünsche sein, die nun mit übermäßiger Zuwendung kompensiert werden sollen. Es wird demnach nicht um des Helfens willen geholfen, sondern aus Gründen der eigenen Unzulänglichkeit. Helfende in diesem Sinne nehmen ihre eigenen Bedürfnisse kaum mehr wahr, wohingegen sie nach von außen an sie herangetragener Anerkennung für ihr soziales Verhalten suchen. Ist es nicht mehr möglich diese Strategie der Kompensation aufrecht zu erhalten, können Burnout und Depressionen die Folge sein (Keim 2012[3]b: 395). Kennzeichen des Helfersyndroms können sein: Beziehungsgestaltung, in der die Bedürfnisse des anderen über die eigenen gestellt werden, Hilfeleistung, die die helfende Person unentbehrlich macht und die hilfebedürftige Person möglicherweise absichtlich in den Zustand einer dauerhaften Hilfebedürftigkeit befördert, ausgeprägte Strenge gegen sich selbst, Abwehr der eigenen Bedürfnisse (Keim 2012[3]b: 394). Anhand dieser Aufzählung kann die Bedeutung der sozialen Perichorese aufgezeigt werden. Mit ihr kann die Sensibilität dafür gefördert werden, die Motivation hinter dem Willen zur Hilfestellung auf die entsprechenden anthropologischen Grundtriebe zurückzuführen. Das Helfer-Syndrom macht deutlich, dass die perichoretische Struktur bei der helfenden Person eine deutlich ungünstige Dominantsetzung des fürsorgenden Impetus aufweist, wohingegen die auf Selbstbehauptung und eigene Bedürfnis- erfüllung gerichteten Triebe der Aggression und des Sachhaft-Gebrau- chens weit in den Hintergrund treten. Der hilfebedürftige Mensch wird zwar für die Befriedigung der eigenen Bedürfnisse gebraucht, al- lerdings für Bedürfnisse, die auf einer pathologischen Persönlichkeits- struktur der helfenden Person beruhen. Hier erfolgt keine sachbezoge- ne und distanzierte Hilfestellung, sondern die Motivation zu helfen gründet in einer pathologischen persönlichen Ebene, die auf die Kom- pensation der eigenen Unzulänglichkeit ausgerichtet ist. Ungünstig ist eine solche Einstellung, weil sie nicht die Entwicklung einer gesunden beruflichen Identität fördert, sondern sie verhindert.

5.2 Faktoren der erlebten Arbeitsbelastung professionell Pflegender

Für eine differenzierte Darstellung der erlebten Belastung von Pflege- kräften im Krankenhaus ist es ratsam, diese anhand der drei beeinflus- senden Ebenen darzustellen. Diese sind die Makroebene (gesetzlich- politische Rahmenbedingungen, gesellschaftliches Ansehen), die Me- soebene (einrichtungsinterne Rahmenbedingungen: Mitarbeiterbin- dung, -führung, Managemententscheidungen, Schichtdienst) sowie die Mikroebene (persönliche Einflussfaktoren). Im Folgenden sollen die soziale Perichorese, die institutionelle Bedingtheit freier individueller Entfaltung sowie die Differenzierung zwischen Arbeit und Wirken als Reflexionsmittel einer ethischen Beurteilung bestehender Arbeitsbe- dingungen dargestellt werden. Der Schwerpunkt der Betrachtung wird dabei auf der Mesoebene liegen. Grund hierfür ist, dass Verantwor- tungs- und Entscheidungsträger im Krankenhaus gleichzeitig gesetzli- che wie auch (gesundheits-)politische Vorgaben der Makroebene in konkrete, einrichtungsinterne Vorgaben (Mesoebene) transformieren müssen. Dadurch können sich belastende Arbeitsbedingungen für Krankenpflegekräfte ergeben. Den Verantwortlichen kommt somit die Aufgabe zu, diesen Transformationsprozess zu nutzen und derart zu gestalten, dass Arbeitsbelastungen möglichst gering gehalten werden.

„Diese Gestaltungsoption sehen und nutzen Leitungen jedoch nur selten" (Höhmann et al. 2016: 76). Hier gilt es, Möglichkeiten einer ethisch-humanen und arbeitnehmerorientierten Arbeitsplatzgestaltung aufzuzeigen.

5.2.1 Belastende Faktoren auf Makroebene – eine sozialethische Betrachtung

Belastende Faktoren auf Makroebene beschreiben jene Faktoren, die sich aus den Rahmenbedingen für den Pflegeberuf auf gesetzlicher und gesundheitspolitischer Ebene ergeben und pflegerisches Handeln normieren. So sind etwa das PflBG zu nennen, aber auch ökonomische Einflussgrößen wie das diagnosebezogene Fallpauschalensystem DRG oder sozio-kulturelle Einflussgrößen (gesellschaftliche Anerkennung des Pflegeberufs) lassen sich darunter subsumieren (Höhmann et al. 2016: 76). Nicht zu vergessen sind gesetzliche Normierungen und Richtlinien, die primär den ärztlichen Beruf betreffen, sich in weiterer Konsequenz jedoch auf klinisch tätige Pflegekräfte auswirken. All die genannten Faktoren der Makroebene sollten deshalb aufgegriffen werden, weil sie pflegerische Interventionen mittelbar oder unmittelbar normieren und somit Einfluss auf die individuelle Entfaltung sowie die strukturelle Gewichtung der grundlegenden Verhaltensantriebe in sämtlichen Interaktionen nehmen. Gemäß der Logik der vorgenommenen Unterscheidung von allgemein institutionell verankerten *Regelordnungen* sowie aus diesen abgeleiteten und das individuelle Handeln beschreibende *Handelnsordnungen*, kommt den gesetzlichen Vorgaben der Status von Regelordnungen zu. Regelordnungen können individuelles Handeln lenken und normieren und dadurch individuelle Handlungsfreiheit gewähren oder einschränken. Der Anspruch auf Befolgung der Regelordnungen kann entweder mittels Zwang und Sanktionsdrohung eingefordert werden oder durch freiwillige Selbstbindung des Individuums, indem sie einen Spielraum des Wirken-Könnens und der Selbstverwirklichung ermöglichen.[44] Werden Regelungen der Makroebene von Pflegenden als restriktiv und belastend erfahren, ist dies besonders problematisch, da die Rahmenbedingungen von Pflegenden oftmals nicht direkt beeinflusst werden können (Höhmann et al. 2016: 76).

5.2.1.1 Gesetzliche Rahmenbedingungen und ärztliche Delegation

Deutschland verzeichnet bei der Berufsgruppe der Pflegekräfte sektorenübergreifend einen deutlichen Fachkräftemangel, was sich auch in absehbarer Zukunft nicht grundlegend ändern wird (Isfort et al. 2018; BA 2019). Obwohl die Datenlage über die Anzahl der Beschäftigten im Krankenhaussektor als relativ gesichert angesehen werden kann, so ist die statistische Datenlage aufgrund einer fehlenden zentralen Registrierung aller Pflegekräfte und unterschiedlicher Quellen und Methoden in den einzelnen Studien mit Unsicherheiten behaftet (Isfort et al. 2018: 30). Die Gründe für den Fachkräftemangel sind vielschichtig (SVR 2012: 77). Zwischen den vielfältigen Einflussebenen bestehen komplexe Wechselwirkungen, weshalb Lösungsansätze nie einfach oder eindimensional sein können (Höhmann et al. 2016: 82). Die Vorstellung, man könne wie in einem Zahnradgetriebe an einem Rädchen eine Änderung vornehmen, sodass daraus eine große Wirkung folgt, wird der derzeitigen Herausforderung nicht gerecht. Aus diesem Grund können im Folgenden nur einige wenige Einflussfaktoren dar-

---

44 Freilich erhalten Gesetze ihre Geltung und ihren Durchsetzungsanspruch durch die Androhung von Sanktionen bei Nichtbeachtung und somit durch staatliche Gewaltandrohung. Dennoch sollten Gesetze ihren Geltungsanspruch auch bzw. vielmehr daraus beziehen, dass die betroffenen Individuen deren Notwendigkeit erkennen und sich mit ihnen identifizieren, weil sie sich im Rahmen der Gesetze frei entfalten können. Anschaulich wird dieses Postulat etwa am Gesetz, das die körperliche Unversehrtheit jedes Einzelnen garantiert und Körperverletzung unter Strafe stellt. In dem gleichen Maße, wie die körperliche Unversehrtheit der einzelnen Person zur freien Entfaltung dient, muss den Mitmenschen dieses Recht gewähren. Der die Körperverletzung unter Strafe stellende Strafrechtsparagraph regelt die perichoretische Struktur sozialer Interaktionen dahingehend, dass der fürsorgende sowie der sachhaft gebrauchende Impetus strukturell eine stärkere Gewichtung erfahren, wohingegen der Aggressionstrieb gehemmt wird. Die Aggression wird dabei nicht eliminiert, weil sie in dem Maße gewährleistet ist, dass die Befriedigung der auf Selbststand gerichteten Bedürfnisse unter Wahrung der körperlichen Unversehrtheit des Gegenübers möglich ist.

gestellt werden, die als mit ursächlich für den Fachkräftemangel angesehen werden können. Was bisher über den unzureichenden Realisierungsgrad hinsichtlich des Wirken-Könnens oder die Postulate der sozialen Perichorese aufgezeigt wurde, verdeutlicht, dass es einer tiefer reichenden Reform des Pflegeberufs bedarf.

Die Pflegeberufe erfahren deutschland- wie weltweit ein sehr hohes gesellschaftliches Ansehen. In regelmäßigen Umfragen reihen sie sich seit Jahren kontinuierlich in den vorderen Plätzen ein (GfK 2018: 29, Bundesleitung des dbb 2020: 40). Nationale Reputation und Attraktivität der Pflegeberufe sind dabei allerdings von einer großen Diskrepanz geprägt. Obwohl die Pflegeberufe ein hohes Ansehen in Deutschland genießen, sehen sie sich einem chronischen Fachkräftemangel gegenübergestellt. Trotz der multifaktoriellen Gründe für den Fachkräftemangel kann das Fehlen vollständiger Souveränität (zeitlich, sachlich, personal) auf struktureller Ebene eine Erklärung bieten. Obgleich das Ideal beruflicher Souveränität und Selbstverwirklichung nicht mit der illusionären Vorstellung einer grenzenlosen Souveränität und Selbstverwirklichung gleichgesetzt werden darf, weil Selbstverwirklichung und -entfaltung stets einer institutionellen und strukturellen Eingrenzung bedürfen, zeigt sich bei den Pflegeberufen ein deutlicher Mangel an Autonomie. Dieser Mangel ergibt sich aus den entsprechenden Berufsgesetzen und -ordnungen und führt zu einer weitreichenderen beruflichen Selbstbegrenzung als er sollte. Daran ändern auch die im PflBG definierten vorbehaltenen Aufgaben für Pflegefachkräfte nichts. Diese Aufgaben sind gemäß § 4 Abs. 2 PflBG: 1. die Erhebung und Feststellung des individuellen Pflegebedarfs gemäß § 5 Abs. 3 Nr. 1 Buchstabe a, 2. die Organisation, Gestaltung und Steuerung des Pflegeprozesses nach § 5 Abs. 3 Nr. 1 Buchstabe b sowie 3. die Analyse, Evaluation, Sicherung und Entwicklung der Qualität der Pflege nach § 5 Abs. 3 Nr. 1 Buchstabe d (BMJV: PflBG). Eine stark exklusive Absicherung erfahren die aufgeführten Aufgaben durch § 4 Abs. 3 PflBG, da diese Aufgaben Personen ohne entsprechende Erlaubnis gemäß § 1 Abs. 1 PflBG nicht übertragen werden dürfen.[45] Nicht un-

---

45 § 1 Abs. 1 PflBG: Wer die Berufsbezeichnung „Pflegefachfrau" oder „Pflegefachmann" führen will, bedarf der Erlaubnis. Personen mit einer Ausbildung nach Teil 3 führen die Berufsbezeichnung „Pflegefachfrau" oder „Pflegefachmann" mit dem akademischen Grad.

wichtig ist in diesem Zusammenhang, dass gemäß § 5 Abs. 3 Satz 1 die vorbehaltenen Tätigkeiten sowie weitere in diesem Paragraph definierte Tätigkeiten unter den Aspekt der selbstständigen Ausführung gestellt werden. Hierin kann teilweise die Realisierung von zeitlicher, sachlicher und personaler Souveränität gesehen werden, da Pflegekräfte nun die Hoheit über die Gestaltung des gesamten Pflegeprozesses besitzen. Angefangen bei der Pflegeanamnese, über die Durchführung der Maßnahmen bis zur Evaluation und Sicherung der Qualität. Inwiefern allerdings eine umfassende Souveränität gegeben ist, entscheidet sich in dem Maße, wie klinikinterne Strukturen Gestaltungsspielraum hierfür zulassen. So verlangt etwa Sachsouveränität die Verpflichtung auf sachliche Ganzheit, welche sich in Mitsprache, Mitwirkung und Mitbestimmung ausdrückt. Für Universitätskliniken in Deutschland, die in Trägerschaft der einzelnen Länder stehen, kann ein volles und gleichberechtigtes Mitbestimmungsrecht für die Berufsgruppe Pflege in Frage gestellt werden.[46] Die zeitliche Souveränität muss im klinischen Sektor einer Einschränkung unterliegen, da während des thera-

---

46 Für viele Universitätskliniken kann eine strukturelle Benachteiligung der Pflegeberufe bei der Mitbestimmung im Klinikumsvorstand ausgemacht werden. Anhand zweier Bundesländer sei dies dargestellt. Das Gesetz über die Universitätsklinika des Freistaates Bayern (Bayerische Staatskanzlei: BayUniKlinG) verfügt, dass dem Klinikumsvorstand Vertreter der ärztlichen Direktion, der kaufmännische Direktion, der Pflegedirektion sowie der Dekan oder die Dekanin der Medizinischen Fakultät angehören (§ 9 Abs. 1 BayUniKlinG). Der Vorsitz kommt dabei der ärztliche Direktion zu. Die strukturelle Benachteiligung der größten Berufsgruppe Pflege zeigt sich in § 9 Abs. 4 Satz 2, wonach bei Stimmengleichheit im Klinikumsvorstand die Stimme des oder der Vorsitzenden entscheidet. Diese Tatsache ist nicht unerheblich, leitet doch der Pflegedirektor oder die Pflegedirektorin „(…) den Pflege- und Funktionsdienst des Klinikums unter Beachtung der Beschlüsse des Klinikumsvorstands über die organisatorische Grundstruktur des Pflegedienstes (…)" (§ 10 Abs. 5 Satz 2 BayUniKlinG). Es ist nicht auszuschließen, dass pflegerelevante Entscheidungen hinsichtlich der inhaltlichen wie auch organisatorischen Ausgestaltung erheblich nach Maßgabe der ärztlichen oder kaufmännischen Direktion erfolgen. Dies kann beispielsweise die Übertragung pflegeferner Tätigkeiten auf die Berufsgruppe Pflege nach sich ziehen, indem etwa hauswirtschaftliche Leistungen aus finanziellen Gründen von Pflegenden übernommen werden müssen. Eine ähnliche Benachteiligung findet sich an den Universitätskliniken in Sachsen-Anhalt. Das Hochschulmedizingesetz des Landes Sachsen-Anhalt (HMG LSA) regelt in § 15 Abs. 2 Satz 1, dass „Beschlüsse und Entscheidungen des Klinikumsvorstandes zu medizinischen Leistungen und Strukturen, die von wesentlicher Bedeutung für die Entwicklung des Universitätsklinikums sind, (…) nicht gegen die

peutischen Prozesses diverse Interventionen und Untersuchungen von verschiedenen Berufsgruppen zeitlich aufeinander abgestimmt werden müssen. Ein strikt vorgegebener Terminplan kann allerdings auch Potential für Unzufriedenheit bergen. Welchen Einfluss zeitliche Souveränität im Sinne einer subjektiven Arbeitsgestaltung für die Arbeitszufriedenheit hat, konnte in einer Befragung von 20 leitenden Ärzten an deutschen Universitätskliniken aufgezeigt werden (Hardering 2016).[47] Als eine mögliche Strategie angesichts feststehender und nicht zu ändernder Termine im beruflichen Alltag für Zufriedenheit zu sorgen, wurde das bewusste Sich-Zeit-Nehmen für subjektiv wichtige Tätigkeiten genannt, wozu explizit PatientInnengespräche gezählt wurden. Eine weitere Strategie wurde darin gesehen, „Dinge einmal liegen zu lassen und mehr Gelassenheit an den Tag zu legen" (Hardering 2016: 68). Nun gilt es zu beachten, dass die klinikinterne strukturelle Einbindung leitender ÄrztInnen sich von der Einbindung des Pflegepersonals am Patientenbett unterscheidet, wofür nicht zuletzt der Arbeitsinhalt und eine Ansiedlung auf einer höheren Ebene der Klinikhierarchie verantwortlich sind. Dennoch scheinen in der Studie Aspekte auf, die in analoger Weise für die Arbeitsplatzgestaltung von Pflegekräften bedeutsam sein können. Demnach scheint das explizite Sich-Zeit-Nehmen für PatientInnen-Kontakt protektive Wirkung zu entfalten, um Unzufriedenheit vorzubeugen. Es mutet trivial oder befremdlich an darauf hinzuweisen, dass das Pflegepersonal auch im Sinne der Arbeitszufriedenheit ausreichend Zeit für die Patientenversorgung haben sollte. Wenn jedoch Pflegekräfte in ihrer Tätigkeit häufig

---

Stimme des Ärztlichen Direktors oder der Ärztlichen Direktorin getroffen werden" können. § 15 Abs. 2 Satz 2 überträgt der Kaufmännischen Direktion ein Widerspruchsrecht für den Fall, dass Beschlüsse und Entscheidungen des Klinikumsvorstandes nicht mit den Grundsätzen der Wirtschaftlichkeit und Sparsamkeit entsprechen. Der Pflegedirektion wird ein solch gewichtiges Widerspruchsrecht nicht eingeräumt.

47 Die Studie beschäftigte sich mit der Einschränkung ärztlicher Handlungsautonomie angesichts der im Gesundheitssystem vorherrschenden marktwirtschaftlichen Logik seit Einführung der DRGs. Marktwirtschaftliche Steuerungsmechanismen und all ihre Begleiterscheinungen führten und führen zu einer Bedrohung ärztlicher Identität und Einschränkung der Entscheidungs- und Handlungsfreiheit. Die Studie versuchte zu eruieren, „welche Ressourcen der Identitätsarbeit den ÄrztInnen zur Verfügung stehen, um einen positiven Bezug zur Arbeit und die Handlungsfähigkeit aufrechterhalten zu können" (Hardering 2016: 63).

unterbrochen werden, um sich pflegefernen Aufgaben widmen zu müssen („Gehen auf eine andere Patientenglocke" während des Patientenkontakts, Koordination von Untersuchungsterminen, Übernehmen von hauswirtschaftlichen Tätigkeiten, permanente Ansprechbarkeit für alle an der Therapie beteiligten Berufsgruppen u.a.m.), kann dies zu Lasten einer fundierten pflegerischen Versorgung im Sinne der zeitlichen Souveränität gehen und Unzufriedenheit hervorrufen. Auch die angemessene Durchführung der Vorbehaltsaufgaben des PflBG ist davon bedroht. Ob eine Pflegekraft die von ihr geplanten Pflegemaßnahmen adäquat durchführen kann, sodass die Erfüllung personaler Souveränität als gegeben angesehen werden kann, darf bezweifelt werden.

Eine mittelbare Beschneidung des Souveränitätsanspruchs und Zementierung der Heteronomie des Berufsstandes erfolgt ebenso durch die Berufsregularien der Ärzteschaft. Der Arztberuf ist gemäß der (Muster-)Berufsordnung für die in Deutschland tätigen Ärztinnen und Ärzte (MBO-Ä) ein freier Beruf (§ 1 Abs. 1), weshalb Ärzte in ihrer heilkundlichen Ausübung niemandem weisungsgebunden sind. Dies gilt für niedergelassene Ärzte ebenso wie für klinisch tätige Ärzte (Dierstein 2013). Sie müssen ihre Dienste grundsätzlich persönlich leisten (§ 613 Satz 1 BGB), können allerdings einige Leistungen an qualifiziertes, nichtärztliches Personal delegieren (Krull 2015, s. hierzu auch § 5 Abs. 3 Satz 2 PflBG: Delegation ärztlicher Tätigkeiten an Pflegekräfte). Bundesärztekammer (BÄK) und kassenärztliche Bundesvereinigung (KBV) führen Leistungen auf, welche unter die Delegationsfähigkeit fallen. Hierzu zählen unter anderen venöse Blutentnahmen, das Anlegen venöser Zugänge oder das Legen eines transurethralen Blasendauerkatheters (BÄK/KBV 2008). In Kliniken werden diese ärztlichen Tätigkeiten vielfach regelmäßig von Pflegefachkräften übernommen, da beispielsweise das Legen eines transurethralen Blasendauerkatheters Bestandteil der pflegerischen Berufsausbildung ist. Vor dem Hintergrund der gesetzlich neu definierten vorbehaltenen Aufgaben für Pflegekräfte sowie dem dreifachen Souveränitätsanspruch stellt sich die Frage nach dem Proprium pflegerischer Tätigkeit. Bilden die im PflBG formulierten Vorbehaltsaufgaben ein abschließendes Aufgabenspektrum ab, welches den Wesenskern der pflegerischen Tätigkeit im Krankenhaus ausmacht? Wenn ja, warum sollten Pflegekräfte dann ärztlich delegierte Aufgaben übernehmen und damit die Heteronomie des Berufsstandes weiter aufrecht erhalten? Können Pflegekräfte trotz entsprechender Qualifikation die Ausführung der delegierten Aufgaben verweigern mit dem Hinweis, dass die Ausübung der Vorbehaltsaufgaben Vorrang hat bzw. delegierte Tätigkeiten nicht primär in die Zuständigkeit der Pflegekräfte fallen? Wenn nein, wie verhält es sich mit der Souveränität und Autonomie der Pflegeberufe? Diese Fragen zeigen auf, dass die gesetzlichen Bestimmungen dringend notwendige Fragen zur Autonomie der Pflegeberufe noch immer nicht ausreichend beantworten. Die Implikationen der sozialen Perichorese wie auch des Souveränitätsanspruchs drängen zur Beantwortung dieser Fragen. Hinsichtlich des von Höhmann et al. aufgezeigten Zusammenhangs zwischen der Bedeutung von Autonomiebedürfnissen und identitätsstiftendem Handlungsspielraum sowie deren Untergrabung durch ökonomische Rationalisierungsprozesse (Höhmann et al. 2016: 79), kann ein analoger Zusammenhang zu den gesetzlichen Rahmenbedingungen nachgezeichnet werden. Das derzeitige PflBG gesteht Pflegekräften weder eine eindeutig gewährte noch ausreichend ausgestaltete Autonomie zu. Wie wichtig eine gesetzliche Aufwertung der Pflegeberufe ist, zeigt das Ergebnis einer Studie[48], wonach 62,3% der befragten Pflegekräfte den Stellenwert und die Wertschätzung des Pflegepersonals im Krankenhaus mit *sehr* oder *eher unzufrieden* bewerteten und 52,1% die Positionierung der Berufsgruppe Pflege in Entscheidungsgremien des Hauses ebenfalls mit den Kategorien *sehr* bzw. *eher unzufrieden* bewerteten (Buxel 2011: 58).

5.2.1.2 Akademisierung der Pflegeberufe und Pflegekammer

Die soziale Perichorese verlangt im pflegerischen Beruf nach einer Stärkung von auf Selbstbehauptung ausgerichteten Impulsen. Dies umso mehr, als der natural angelegte Trieb der Aggression in seiner konstruktiven Entfaltung notwendige Bedingung für die Freisetzung von Handlungsinitiative und Leistungsbereitschaft ist. Beruflich Pflegenden muss das Recht eingeräumt werden, berufliche Belange eigenständig regeln zu können. Dies betrifft den strukturellen Rahmen der

---

48 Die Erhebung fand von Juni bis August 2010 statt. Befragt wurden 3145 Krankenpflegekräfte in fast allen Bundesländern.

Berufsausübung wie auch die inhaltliche Gestaltung. Wie bei der ärztlichen Profession selbstverständlich, bedarf die Durchführung pflegerischer Tätigkeiten einer wissenschaftlichen Fundierung. Zu oft noch basiert pflegerische Tätigkeit entweder auf nicht evidenzbasiertem Wissen[49] oder hinsichtlich der sogenannten Behandlungspflege auf Wissen, das zu großem Teil der medizinischen Wissenschaft entlehnt ist. Die Profession Pflege benötigt dringend einen Wissensbestand, dessen Evidenz aus eigener pflegewissenschaftlicher Forschung und aus Auseinandersetzung mit anderen wissenschaftlichen Bezugsdisziplinen generiert wird. Das PflBG bietet hierfür eine notwendige Voraussetzung. Teil 3 PflBG lässt erstmalig in der Geschichte der beruflichen Pflege in Deutschland die primärqualifizierende Pflegeausbildung auf hochschulischer Ebene als Regelausbildung zu. Damit wird die Forderung, den Aggressionstrieb formal in institutionelle Bahnen zu lenken, wesentlich erfüllt und zugleich die Möglichkeit eröffnet, aus dem Aggressionstrieb entspringende Handlungsinitiativen zu fördern und (falsch verstandene) Fürsorgeimpulse in reflexiver Weise zu begrenzen. Das Ziel der hochschulischen Ausbildung liegt in der Vermittlung der Kompetenzen der beruflichen Ausbildung, jedoch erweitert um die Befähigung zu einer Tätigkeit auf wissenschaftlich basierter Grundlage (§ 37 Abs. 1 ff. PflBG). Das Studium soll unter anderem dazu befähigen, „sich kritisch-reflexiv und analytisch sowohl mit theoretischem als auch praktischem Wissen auseinander[zu, M.M.]setzen und wissenschaftsbasiert innovative Lösungsansätze zur Verbesserung im eigenen beruflichen Handlungsfeld entwickeln und implementieren zu können" (§ 37 Abs. 3 Satz 4 PflBG). In diesem Sinne ist auch die Auseinandersetzung mit den sozialethischen Postulaten und seinen Implikationen zu verstehen. Die soziale Perichorese stellt eine ethische Theorie dar, auf die die Notwendigkeit für pflegewissenschaftliche Aktivität zurückgeführt werden kann. Sie verlangt die Relativierung des restriktiven Nexus von Pflege und Fürsorge und fordert das Bewusstsein bei allen Pflegekräften dafür ein, dass zu Pflegende im sachhaft

---

49   Verwiesen sei hier auf das weit verbreitete zweistündliche „Umlagern" zur Dekubitusprävention. Noch immer orientieren sich viele Pflegekräfte an diesem Rhythmus, wobei mittlerweile hinreichend bekannt ist, dass das Dekubitusrisiko auf individuellen Risikofaktoren beruht, die ein häufigeres oder weniger häufiges Mobilisieren der immobilen Person erforderliche machen.

gebrauchenden Sinne instrumentalisiert werden dürfen. Unter Einhaltung aller forschungsethischen Prinzipien stellt der pflegebedürftige Mensch aus wissenschaftlicher Sicht in jeder Lebensphase ein Materialobjekt dar, das Gegenstand von Forschung sein darf, was dem sachhaft-gebrauchenden Trieb entspricht. Gerade weil der Pflege als fürsorgender Beruf ein asymmetrisches Verhältnis inhärent ist, das sich in ein Herrschaftsverhältnis verkehren kann, ist die Pflegewissenschaft das Mittel der Wahl, durch Forschung an und mit dem Pflegeempfänger eigenes Wissen zu generieren, das einen nachgewiesenen Nutzen verschafft, ohne aus falsch verstandener Fürsorge nutzlose oder gar schädliche Maßnahmen anzuwenden. Gleichzeitig eröffnet die Möglichkeit einer Karriere im pflegewissenschaftlichen Bereich für Menschen, die einerseits einen helfenden Beruf ergreifen wollen, darüber hinaus aber auch Leistung im wissenschaftlichen Bereich erbringen wollen, einen attraktiven Berufsweg. Forschungsergebnisse, die in Pflegeinterventionen überführt werden, können des Weiteren einen wichtigen Beitrag für gesundheitsökonomische Entscheidungen leisten. Wenn nämlich wissenschaftlich belegt ist, welche pflegerischen Interventionen tatsächlich einen evidenten Nutzen herbeiführen und welche Maßnahmen unter Umständen keinen Mehrwert erzielen, kann über finanzielle, materielle und personelle Ressourcenallokation im Pflegesektor neu nachgedacht werden.

Eng verbunden mit der Dringlichkeit des Ausbaus und der Stärkung der pflegewissenschaftlichen Expertise sollte die begonnene Organisation der Pflegekräfte in Pflegekammern gesehen werden sowie die Aufnahme des Pflegeberufs in die Heilberufegesetze einzelner Bundesländer. Pflege leistet einen nicht zu unterschätzenden Beitrag in der Therapie der Patienten. Pflegewissenschaft und Verkammerung bilden nur zwei Seiten der gleichen Medaille ab. Obwohl einer Kammer nicht die Aufgabe von Pflegeforschung zukommt, kann sie doch im engen Austausch mit pflegewissenschaftlichen Einrichtungen wichtige Erkenntnisse einerseits in den politischen Prozess einbringen und andererseits ordnungspolitische Belange innerhalb der eigenen Berufsgruppe darauf gründen.

5.2.2 Belastende Faktoren auf Mesoebene

Belastungsfaktoren der Mesoebene ergeben sich aus der Interaktion zwischen Entscheidungsträgern im Management und den Pflegekräften im Stations- und Funktionsdienst. Organisationen regulieren das Handeln ihrer Mitglieder und wirken dadurch freiheitsermöglichend oder restriktiv. Folgende Belastungsfaktoren auf Mesoebene, das bedeutet auf Ebene der Einrichtungen, können angeführt werden: Als ungünstig erlebte Schichtdienste, geringer Handlungs- und Gestaltungsspielraum in der konkreten Tätigkeit, häufige Überstunden, interdisziplinäre Kommunikations- und Kooperationsprobleme (Höhmann et al. 2016: 77). Diese Belastungsfaktoren sind aus Managementsicht ernst zu nehmen. In der im Jahre 2005 veröffentlichten NEXT-Studie (nurses early exit study) wurden in zehn europäischen Ländern Gründe für einen vorzeitigen Berufsausstieg von Pflegenden sowie Konsequenzen für die Einrichtungen erhoben.[50] In Deutschland wurden 2650 Krankenpflegekräfte in Krankenhäusern befragt. Dabei wurde ersichtlich, dass 19,1 % aller Krankenpflegekräfte den Berufsausstieg *oft* erwogen (Hasselborn et al. 2005: 140). Allerdings ergaben sich einige aufschlussreiche Erkenntnisse. So weisen Hasselborn et al. darauf hin, dass in einigen Einrichtungen der Gedanke an einen Berufsausstieg relativ häufig geäußert wurde, wohingegen von Mitarbeitenden in anderen Einrichtungen dieser Gedanke kaum oder gar nicht genannt wurde. In letztgenannten Einrichtungen zeigte sich, dass „die Mittelwerte für Arbeitszufriedenheit [...], Führungsqualität [...] und die Qualität der zwischenmenschlichen Beziehungen [...] günstiger liegen" (Hasselborn et al. 2005: 140) als in anderen Einrichtungen. Diese Feststellung ist insofern erstaunlich, da mittlerweile alle Krankenhäuser einer Wettbewerbssituation um kostendeckende Auslastung der vorhandenen Behandlungsplätze aber auch um Pflegefachkräfte ausgesetzt sind. Manche Einrichtungen scheinen trotz der wirtschaftlichen

---

50 Sämtliche Informationen zur Europäischen NEXT-Studie sind abrufbar unter: http://www.next.uni-wuppertal.de/index.php (Zugriff: 09.05.2017). Auch wenn die Durchführung der Studie bereits über ein Jahrzehnt zurückliegt und die Auswirkungen durch die Einführung der DRG zu der damaligen Zeit noch nicht in dem Maße zu spüren waren wie derzeit, haben die Studienergenisse nichts von ihrer Aktualität verloren.

Herausforderungen als attraktiver Arbeitgeber bestehen zu können. Der häufige Verweis, wonach Regularien der Makroebene einen unmittelbaren Einfluss auf die einrichtungsinternen Arbeitsbedingungen in der Pflege haben (Höhmann et al. 2016: 77), scheint nicht so zwingend zu sein, wie man annehmen könnte. Vielmehr ist zu konstatieren, dass Entscheidungsträger – insbesondere solche innerhalb der Berufsgruppe Pflege – ihren möglichen Handlungs- und Gestaltungsspielraum bei der Umsetzung in Sach- und Personalentscheidungen oftmals nicht ausreichend ausschöpfen oder vorzeitig resignieren (Höhmann et al. 2016: 77; Slotala/Bauer 2009: 61; Marckmann 2019: 436).[51]

Angesichts der Vielzahl von Belastungsfaktoren (Höhmann et al. 2016, Isfort et al. 2010, Bräutigam et al. 2014) muss an dieser Stelle eine Auswahl erfolgen. Konkret ist darzustellen, wie die soziale Perichorese und die weiteren genannten Erkenntnisse der vorangegangen Kapitel einen Reflexionshorizont für Entscheidungsträger in den Krankenhäusern hinsichtlich der Arbeits- und Organisationsgestaltung eröffnen können. Ziel kann an dieser Stelle nicht sein, konkrete Handlungsvorgaben zu erarbeiten. Dies ist deshalb weder notwendig noch möglich, weil trotz zahlreicher gesetzlicher Regularien ein eigenständiger einrichtungsinterner Handlungsspielraum in der Umsetzung jener Regularien besteht. Jede Einrichtung ist trotz allgemeiner gesetzlicher und wirtschaftlicher Vorgaben hinsichtlich der Patienten- und Mitarbeitendenstruktur, der Arbeits- und Organisationsabläufe etc. ein eigenständiger Kosmos, sodass Maßnahmen zur Belastungsreduktion von jeder Einrichtung individuell zu treffen sind. Damit ist auch einem dreifachen Anspruch Genüge getan. 1. Die soziale Perichorese stellt eine Metanorm dar, die gleichsam als Schablone zur individuellen Beurteilung von Interaktionsstrukturen dient. Sie gibt keine konkreten Handlungsvorgaben. 2. Das Personalitätsprinzip umfasst, was dem Wesen eines Prinzips entspricht, mehrere Normen (Maio 2017²: 17f.), weshalb aus ihm keine konkreten Handlungsvorgaben abgeleitet

---

51 Slotala und Bauer weisen in diesem Zusammenhang darauf hin, dass bei den einrichtungsinternen Aushandlungsprozessen bezüglich der Umsetzung wirtschaftlicher Vorgaben, „das Durchsetzungspotential der ärztlichen Leistungslogik offenbar deutlich höher [ist, M.M.], während demgegenüber die pflegerische Rationalität nur sehr schwer artikulierbar scheint und deshalb deutlich ins Hintertreffen geraten ist" (Slotala/Bauer 2009: 61).

werden können.[52] 3. Das Postulat der Selbstverwirklichung im souveränen Tun und ihre Verwirklichung mittels individueller Selbstbindung bedarf ebenfalls einer individuellen Ausgestaltung.

5.2.2.1 Arbeitszeit und Dienstplangestaltung

Unter dem Blickwinkel der Logik der sozialen Perichorese scheint seitens der Entscheidungsträger im Krankenhausmanagement zu einseitig auf den Fürsorgetrieb rekurriert zu werden und zwar in der verkürzenden Hinsicht, dass Fürsorge überwiegend als Patientenfürsorge verstanden wird und weniger als Fürsorge für Krankenpflegekräfte. Es soll hierbei keine pauschalisierende Kritik erfolgen, da bereits in vielen Krankenhäusern Angebote zur betrieblichen Gesundheitsvorsorge und -erhaltung bestehen. Allerdings sind diese oftmals unzureichend, da sie entweder in ihrer Art zu unattraktiv sind (etwa Pilates- oder Yoga-Kurse) oder zu unattraktiven Zeiten angeboten werden (etwa mehrere Stunden nach Ende des Frühdienstes oder während des Spätdienstes). Andererseits folgen Entscheidungsträger einer notwendigen wirtschaftlich-konkurrierenden Logik, um das Krankenhaus als Wirtschaftsbetrieb konkurrenzfähig zu halten, wodurch der dahinterstehende Aggressionstrieb realisiert wird. Die sozialperichoretische Logik erfordert, Aggression und Fürsorge im Impetus des Sachhaft-Gebrauchens einer Synthese zuzuführen. Für Entscheidungsträger ergibt sich hieraus die Verpflichtung, ihren Mitarbeitenden im Pflegedienst diejenigen Rahmenbedingung zu verschaffen, die sie für eine befriedigende Tätigkeit benötigen. Sachhaftes Gebrauchen schützt vor Reduzierung der Interaktionsgestaltung auf eine reine Interessensstruktur. Eine konkrete Gefahr, wo die Interaktion zwischen Entscheidungsträgern in leitender Position und Pflegekräften auf eine reine Interessensstruktur verkürzt zu werden droht, findet sich im Umgang mit nicht ausreichend besetzten Dienstschichten. Pflegende arbeiten größenteils im Drei-Schicht-System, was Wochenend- und Feiertagsdienste mit einschließt (Isfort et al. 2010: 53). Grundsätzlich scheint das Erfordernis der Sonntags- und Feiertagsarbeit für Pflegekräfte bei der Arbeitsplatzwahl und -zufriedenheit keine große Bedeutung einzunehmen,

---

52 Maio bezeichnet Prinzipien als „übergeordnete Normen" (Maio 2017[2]: 18).

ein verlässlicher Dienstplan, der eine gute Freizeitplanung und -gestaltung ermöglicht, beeinflusst die Arbeitsplatzzufriedenheit hingegen schon (Buxel 2011: 57). Dass der Krankenpflegeberuf mit der Übernahme von Wochenend- und Feiertagsdiensten verbunden ist und dies keine negative Auswirkung auf die Arbeitsplatzzufriedenheit zu haben scheint, sollte für Personalverantwortliche als wichtige Ressource und keinesfalls als Selbstverständlichkeit aufgefasst werden und im Gegenzug mit verlässlichen und planbaren dienstfreien Ruhezeiten honoriert werden. Seitens der Entscheidungsträger scheint dies bei der Dienstplangestaltung zu wenig beachtet bzw. nicht selten konterkariert zu werden. Erhebung deuten darauf hin, dass Pflegende oftmals eine starke Einschränkung in ihrer Erholung und Freizeitplanung erfahren, wenn sie kurzfristig für erkrankte Kollegen „einspringen" müssen (Isfort et al. 2010: 53; Höhmann et al. 2016: 78. 82). Ruhepausen und Tätigsein bilden ein komplementäres Paar, Ruhepausen sind zur Erholung notwendig. Diesen Sachverhalt bringt bereits das Sabbatgebot des Dekalogs zum Ausdruck. Das „Einspringen" scheint dabei nicht die Ausnahme, sondern vielmehr die Regel zu sein. Mehr als 50% aller im Rahmen des Pflege-Thermometers befragten Krankenpflegekräfte gaben an, im vorangegangenen Monat zusätzlich an einem ganzen Wochenende oder einem Wochenendtag „eingesprungen" zu sein (Isfort et al. 2010: 53). Besorgniserregend ist weiterhin der Befund, dass Personalengpässe nicht durch den Rückgriff auf zusätzliches Personal (etwa über Zeitarbeitsfirmen), sondern durch den Rückgriff auf das „Stammpersonal" überbrückt werden (Isfort et al. 2010: 53; Schröer 2016: 8). Dieser Befund ist ein Hinweis darauf, dass das Bedürfnis der Pflegenden nach notwendiger Erholung bei Personalverantwortlichen nicht immer ausreichend Berücksichtigung findet, sondern vielmehr eine Verkürzung der Interaktionsstruktur auf die reine Erfüllung des Versorgungsauftrags stattfindet. Die soziale Perichorese kann das Bewusstsein für die Aufgabe des Krankenhausmanagements schärfen, angesichts der Zunahme an Fallzahlen und des Fachkräftemangels Konzepte zu entwickeln, wie die Gestaltung der Arbeitsbedingungen im interaktiven Spannungsfeld zwischen Erhalt der Konkurrenzfähigkeit der Einrichtung einerseits und einer adäquaten Patientenversorgung andererseits so gelingen kann, dass sich keine negative Auswirkungen auf die Erholung der Krankenpflegekräfte ergeben. Das In-

Kauf-Nehmen des mit dem „Einspringen" einhergehenden Gefühls der ständigen Verfügbarkeit und unzureichenden Freizeitplanung kann keine Option darstellen. Dieser Handlungsauftrag erfährt eine sich stetig verschärfende Dringlichkeit. Für Auszubildende in der Gesundheits- und Krankenpflege stellt die Arbeit mit Menschen (83,8%) sowie die Möglichkeit der Hilfeleistung für andere Menschen (71,9%) eine *starke* bis *absolut entscheidende Motivation* für die Berufswahl dar (Buxel 2011: 159). Der Fürsorgetrieb scheint demnach stark ausgeprägt zu sein. Vor diesem Hintergrund und unter der Annahme, dass diese Motivation auch im weiteren Berufsleben aufrecht erhalten wird, muss kritisch angefragt werden, ob Entscheidungsträger bei personellen Engpässen nicht gezielt auf diese Motivation setzen und sie zu einseitig forcieren, was Erkrankungen und vorzeitigen Berufsausstieg zur Folge hat. Den Zusammenhang zwischen Fürsorgebereitschaft der Pflegekräfte und der Bereitschaft, häufig „einzuspringen", äußerte ein Chefarzt im Rahmen einer Studie zur Erwerbsminderungsrente bei Krankenpflegekräften:

> „Dass Pflegekräfte im Betrieb aufgrund ihrer Arbeitsmotivation und Berufsverständnis [sic!] mit eigener Arbeitsleistung den Personalmangel auffangen [sic!] versuchen" (Schröer 2016: 8).

Der Impetus des sachhaften Gebrauchens macht dagegen deutlich, dass Patientenfürsorge und Wettbewerbsfähigkeit im Wohl der Pflegekräfte, wie auch im Wohl aller anderen Mitarbeitenden im Krankenhaus, ihren Ausgleich finden. Im Anschluss an GS 25 kann formuliert werden: Wurzelgrund, Träger und Ziel aller Krankenhausstrukturen sind die Mitarbeitenden als Person!

5.2.2.2 Selbstständigkeit und Selbstverwirklichung unter Einbezug der Pflegeakademisierung

Jeder Mensch ist sein gesamtes Leben in institutionelle, organisationale und andere Strukturen eingebunden. Diese Einbindung stellt keine Freiheitseinschränkung dar, solange der institutionellen Bindung eine kompensatorische Funktion zukommt und aus ihr die notwendige Freiheit zur Selbstverwirklichung erwächst. Der gleiche Anspruch muss an institutionelle Gegebenheiten gestellt werden, die menschliche Arbeit regeln. Soll der Mensch Arbeit nicht als reine Last empfinden, ist eine institutionelle und organisationale Einlösung der Elemente des Wirken-Könnens in der Arbeitsplatzgestaltung notwendig. Wenn Menschen institutionelle Strukturen als Freiheit ermöglichend erfahren, erhöht sich die Bereitschaft zur freiwilligen institutionellen Selbstbindung. Hierfür müssen Institutionen die naturalen Anlagen des Menschen aufnehmen und zu deren Entfaltung beitragen. Der Pflegeberuf in Krankenhäusern ist noch vielfach in starre vertikale Hierarchien eingebunden, woraus ein hoher Heteronomiegrad resultiert. Zu ihrem heteronomen Charakter tragen auch die Normen des PflBG bei. Noch immer trägt dieses Gesetz trotz der Vorbehaltsaufgaben nicht zur vollständigen Autonomie bei. Pflegende in Krankenhäusern arbeiten unter dem von außen herangetragenen Anspruch der ärztlichen Delegation. Die Möglichkeit zur eigenständigen Verantwortungsübernahme, sich in beruflicher Hinsicht einbringen und selbstständig arbeiten zu können, sind als wichtige Faktoren anzusehen, die wesentlich zur Arbeitsplatzzufriedenheit von Krankenpflegekräften beitragen (Buxel 2011: 57; Hasselborn et al. 2005: 31). Untersuchungen deuten darauf hin, dass erhöhte quantitative Arbeitsanforderungen, wie sie in den Pflegeberufen aus diversen Gründen vorherrschen[53] sowie geringer Handlungs- und Gestaltungsspielraum mit einem erhöhten Risiko für psychische und physische Erkrankungen korrelieren (Höhmann et al. 2016: 77f.). Auf die Wichtigkeit eines hohen Autonomiegrads im Gesundheitssektor weist der Krankenhausreport hin:

> „Die Reorganisation beruflicher Qualifikations- und Kompetenzprofile sowie von Prozess- und Aufgabenzuschnitten vollzieht sich im Spannungsfeld heterogener Erwartungen und Interessen. Viele reden mit: Das Management möchte Effizienzreserven heben und wirtschaftlich arbeiten, die Patientinnen und Patienten möchten möglichst gut versorgt werden, Vertreter der Berufsgruppen setzen auf neue Aufgaben und autonomere Arbeit. Die Beschäftigten möchten ihre erworbenen Qualifikationen im Arbeitsalltag einsetzen können, sich weiterentwickeln und berufliche Aufstiegsoptionen nutzen können. In der Arbeits(platz)gestaltung im Krankenhaus bündeln sich diese heterogenen Erwartungen und Interessen. Die Debatte zur Modernisierung des Gesundheitswesens setzt derzeit vor allem bei der Neuaushandlung berufsspezifischer Tätigkeiten an, in

---

53 Zu nennen sind etwa die Zunahme der Fallzahlen, der voranschreitende Personalmangel oder zunehmende Komplexität in den Krankheitsbildern und Multimorbidität

der Hoffnung, hierdurch neue Wege der Arbeitsorganisation und Arbeitskultur forcieren zu können" (Bräutigam et al. 2014: 17).

In dieser Einschätzung verdichtet sich der Zusammenhang, dass institutionelle und organisationale Weiterentwicklung nur dann möglich ist, wenn die einzelnen Akteure der Berufsgruppen sich mit ihrer vollen Kompetenz in den Arbeitsprozess einbringen, in ihrer Tätigkeit selbst verwirklichen und aus ihr heraus Handlungsinitiativen entwickeln können. Von dieser Sichtweise wird die Notwendigkeit der Gestaltung von Arbeitsbedingungen für Pflegekräfte im Krankenhaus deutlich, wonach die Arbeitsstrukturen in möglichst geringem Maße als belastend empfunden und vielmehr als notwendig angesehen werden, indem sie einen entlastenden und individuellen Handlungs- und Entscheidungsspielraum eröffnen. Die Strukturen müssen demnach einer sinnvollen wechselseitigen Durchdringung der naturalen Antriebe Raum geben. Der Studie der Fachhochschule Münster zufolge scheinen Pflegekräfte hinsichtlich der Selbstständigkeit in ihrer beruflichen Tätigkeit generell zufrieden zu sein. 71,4% aller befragten Pflegekräfte sind *eher* bis *sehr zufrieden* mit dem Grad ihrer Selbstständigkeit. Dagegen sind nur 58,5% mit der Verantwortungsübernahme und der Möglichkeit sich einzubringen *eher* bis *sehr zufrieden* (Buxel 2011: 58).[54] Pflegekräfte im Krankenhaus verspüren insgesamt weniger Autonomie als im ambulanten Setting (Hasselborn et al. 2005: 40). Die relativ guten Ergebnisse hinsichtlich der Selbstständigkeit sollten nicht zu der Schlussfolgerung führen, dass die bestehenden Strukturen nicht weiter hinterfragt und weiterentwickelt werden müssten. Das Gegenteil ist der Fall. „So fordert z. B. die eine Gruppe einen größeren identitätsstiftenden Handlungsspielraum, während gleichzeitig eine andere Gruppe entlastende Sicherheit durch ein enges Regelkorsett erlebt" (Höhmann et al. 2016: 82). Bezüglich der individuellen tätigkeitsbezogenen Erwartungen besteht eine heterogene Gemengenlage. Nicht alle Pflegekräfte sind in gleichem Maße bereit, über die „normale" Patientenversorgung hinaus weitere Aufgaben zu übernehmen. Es gibt keine einheitliche Lösung, die unreflektiert auf alle Pflegekräfte übertragen

---

54 In der Altenpflege zeigten sich andere Werte. 78,4% aller befragten Pflegekräfte gaben an, *eher* bis *sehr zufrieden* mit ihrer selbstständigen Tätigkeitsausführung zu sein. 70,7% können Verantwortung übernehmen und sich einbringen (Buxel 2011: 121).

werden kann. Auf jeden Fall kann die soziale Perichorese Denkwege aufzeigen. Pflegekräften, die sich über ihre „normale" Tätigkeit hinaus engagieren wollen und mehr Handlungsspielraum einfordern, sollten die Möglichkeit dazu erhalten, um deren Aggressionstrieb und Leistungsbereitschaft zu fördern. Bei Personen, denen eine Tätigkeit in Form einer „normalen" Versorgung ausreicht, muss der Aggressionstrieb nicht in gleichem Maße gefördert werden. Hier kann die strukturelle Ausprägung des Aggressionstriebs zugunsten einer stärkeren Gewichtung von Tätigkeiten, die einen noch intensiveren Patientenkontakt ermöglichen (Fürsorge), in den Hintergrund treten, nicht jedoch eliminiert werden. Diese individuelle Aufgabengestaltung löst zugleich die Forderung des Sachhaft-Gebrauchens ein, weil die einzelnen Mitarbeitenden nicht allein der bloßen Interessenserfüllung des Krankenhauses dienen, sondern in ihrer Person und um ihrer Person willen ernst genommen werden. Die individuellen Bedürfnisse treten hierdurch nicht generell hinter die unternehmerischen Interessen.

Aktuell erfährt das Postulat der Erweiterung des individuellen Handlungs-, Entscheidungs- und Gestaltungsspielraum insbesondere von Seiten hochschulisch ausgebildeter Pflegekräfte eine verstärkte Dringlichkeit. Gemäß der NEXT-Studie erwägen 18,4% aller befragten Pflegekräfte[55] in Deutschland einen vorzeitigen Berufsausstieg. Gleichzeitig verdeutlicht die Studie den hohen beruflichen Bindungswillen unter den Pflegekräften (Hasselborn et al. 2005: 144). Angesichts des Fachkräftemangels stellt dieser Befund eine enorme Ressource dar. Arbeit bedingende Strukturen und berufliche Tätigkeiten sollen eine freie Entfaltung der Pflegekraft ermöglichen, sodass diese erlebte Freiheit auf internalisierende Weise als Wechsel- bzw. Berufsausstiegsbarriere wahrgenommen wird. Einen Berufsausstieg erwägen sehr oft junge, gut ausgebildete und motivierte Pflegekräfte wie auch resignierte, weil körperlich kranke und erschöpfte Pflegekräfte. „Aus Sicht der Einrichtungen im Gesundheitsdienst sind vor allem die motivierten Aussteiger eine wichtige Zielgruppe" (Hasselborn et al. 2005: 144). Hierzu zählen ebenso akademisch ausgebildete Pflegekräfte. „Wer einen berufsbegleitenden [pflegebezogenen, M.M.] Studiengang wählt, verbin-

---

55 Das Sampling umfasste Pflegekräfte in Krankenhäusern, stationären Pflegeeinrichtungen und ambulanten Einrichtungen.

det damit häufig den Wunsch nach einem Ausstieg aus der direkten Pflege und einem Aufstieg in der Hierarchie" (Zieher/Ayan 2016: 49). Zieher und Ayan konnten in ihrer Studie hinsichtlich der Motivlage für ein berufsbegleitendes Pflegestudium eruieren, dass das *Interesse an einer höheren Qualifikation* an erster Stelle rangierte. Nur etwa jeder zwanzigste Befragte äußerte das *Interesse an persönlicher Weiterentwicklung* und *Unzufriedenheit mit den Arbeitsbedingungen* gaben lediglich drei von insgesamt 445 befragten Personen an (Zieher/Ayan 2016: 55f.). Dass nur sehr wenige der Befragten die Möglichkeit eines berufsbegleitendes Studiums seitens der Arbeitgeber angeboten bekamen verdeutlicht das Entwicklungspotential bei den pflegebezogenen Weiterbildungsangeboten. Nur jeder zehnte Absolvent arbeitete nach Studienabschluss in der direkten Pflege (Zieher/Ayan 2016: 55f.). Dass Unzufriedenheit mit den Arbeitsbedingungen kaum als ausschlaggebender Grund für eine akademische Weiterbildung genannt wurde, sondern vielmehr Interesse an einer höheren Qualifikation oder – wenn auch etwas abgeschlagen – an einer persönlichen Weiterentwicklung bestanden und gleichzeitig nur wenige Arbeitgeber eine akademische Weiterbildung von sich aus anbieten, zeigt das große Potential hinsichtlich akademisierter Pflegekräfte. Wer nach einem Studienabschluss weiterhin patientennah in der direkten Patientenversorgung tätig sein will, dem bietet sich bisher in der Praxis kaum die Möglichkeit dazu (Zieher/Ayan 2016: 60).[56] Hier erweist sich das Dilemma. Diese Studienabsolventen wollen in der direkten Pflege tätig sein (Fürsorge), allerdings fordern sie Tätigkeiten ein, die ihrer höheren Qualifikation entsprechen (Aggression/Leistung). Sie werden in ihrer Eigenart als akademisch ausgebildete Fachkräfte derzeit nur unzureichend wahrgenommen, sodass keine adäquate In-Anspruchnahme ihrer fachlichen und tätigkeitsbezogenen Fähigkeiten (Sachhaft-Gebrauchen) erfolgt. Die strukturelle Entfaltung im Sinne von Tätigkeiten entsprechend des sachhaften Gebrauchens und der Selbstverwirklichung sind somit aktuell nur unzureichend realisiert. Man kann davon ausgehen, dass Pflegeakademiker

---

56 Einzelne Masterstudiengänge in Avanced Nursing Practice und die neu geschaffene Möglichkeit der grundständigen akademischen Pflegeausbildung auf Bachelor-Niveau bieten Anlass zur Hoffnung, dass entsprechende Strukturen zur beruflichen Einmündung von Pflegeakademikern geschaffen werden.

„sehr bestebt [sic!] sind, anspruchsvolle pflegefachliche Qualitätsinhalte wie Gesundheitsförderung, Beratung, kommunikative und beziehungsstiftende Konzepte durchzusetzen. Diese Gruppe fordert und benötigt Handlungs- und Begründungsspielräume zur Motivierung und Identifikation mit der eigenen Arbeit. Diese Konzepte sind jedoch anderen Beschäftigungsgruppen gegenüber nicht durchsetzungsfähig" (Höhmann et al. 2016: 84f.).

Neben der Entwicklung und Implementierung wissenschaftsbasierter Pflegekonzepte oder der Steuerung komplexer Pflegeinterventionen könnte Pflegeakademikern ebenfalls die Aufgabe zugetragen werden, die geringe Verhandlungs- und Gestaltungsmacht der Pflegeberufe im Krankenhaus zu beenden und gleichberechtigt mit Vertretern anderer Professionen, die oftmals selbst eine hochschulische Ausbildung erfahren haben, über die systematische und fachliche Umsetzung externer Vorgaben zu verhandeln. Dies würde die Profession Pflege in die Lage versetzen, sich konkurrierend gegen andere Berufe im Krankenhaus zu behaupten und einer Instrumentalisierung in Form einer Reduzierung auf eine reine Gehilfenrolle vorzubeugen. Die Realisierung dieses Postulats käme zudem der Einlösung der sachlichen Souveränität gleich, die sich in Mitsprache, Mitwirkung und Mitbestimmung wesentlich ausdrückt, wodurch der Pflegeprofession im Krankenhaus die Möglichkeit eröffnet wäre, die von D. Mieth formulierte sachliche Ganzheit im Herstellungs- und Produktionsprozesses in Händen zu halten. Auch die Bedeutung der Unterscheidung von *Was* und *Wie* hinsichtlich der sachlichen Souveränität wird daran ersichtlich. Wer weiß, was aus welchem Grund getan werden soll, weiß auch wie und mit welchen Mitteln es erreicht werden kann. Eine gleichberechtigte Beteiligung von Vertretern der Pflegeberufe im Krankenhaus an wichtigen Sachentscheidungen (*Was*) hätte eine gemeinsame Entscheidungsfindung hinsichtlich konkreter Arbeitsinhalte und allgemeiner Arbeitsbedingungen zur Folge. Die Pflegeprofession könnte deutlich machen, welche Mittel für eine fachlich hochwertige pflegerische Versorgung notwendig sind. Die Legitimation und Notwendigkeit gesetzlicher und daraus resultierender organisationaler Vorgaben, welche das individuelle Handeln der Krankenpflegekräfte betreffen (Verfahrensanweisungen, Pflegestandards etc.), sollte nicht gegen die Einsicht der Krankenpflegekräfte durchgesetzt werden, sondern muss im besten Falle eine Befürwortung durch diese erfahren. Eine solche Befürwortung kann jedoch nur mittels einer gleichberechtigten Mitwirkung und Mitbestimmung erreicht werden, die die Bedürfnisse der Pflegekräfte berücksichtigt.

5.2.2.3 Burnout – ein Phänomen struktureller Genese

Burnout weist in den Pflegeberufen eine hohe Prävalenz auf (Moosler et al. 2010: 87). Psychische Erkrankungen führen in den Pflegeberufen zu einer hohen Anzahl an Fehlzeiten (Zander et al. 2011: 98). Im Rahmen der NEXT-Studie konnten für alle untersuchten europäischen Länder, mit Ausnahme der Niederlande, erhöhte Burnout-Werte nachgewiesen werden. Burnout war und ist eine Ursache, weshalb Pflegende den Beruf oder die Einrichtung verlassen (van der Schoot et al. 2005: 61; Dichter et al. 2010). Der Grund, warum sich Burnout als Gegenstand der Reflexion durch die soziale Perichorese und des Souveränitätsanspruchs nach D. Mieth auszeichnet, vor allem aber dringenden auf der Agenda von Entscheidungsträgern im Krankenhausmanagement liegen sollte, ist darin zu sehen, dass Burnout „nicht in den Menschen entsteht, sondern durch das soziale Arbeitsumfeld" (van der Schoot et al. 2005: 61; s. auch Moosler et al. 2010: 90f.). Demgemäß sind es die die Arbeitsbedingungen strukturierenden Elemente, die eine Burnout-Erkrankung begünstigen (Zander et al. 2011: 99). Folgt man diesem Befund, zeigt sich hierbei auf ganz konkrete Weise, dass institutionellen und organisationalen Strukturen entgegen ihrer eigentlichen Funktion, entlastend und freiheitsfördernd zu wirken, stets auch ein inhumanes Potential innewohnt. Führen sie bei Pflegekräften zu Burnout, haben sie ihr Ziel der Freiheitsermöglichung und Selbstverwirklichung verfehlt, sie führen zu Unfreiheit und sind daher als inhuman anzusehen. Als Ursachen strukturell bedingten Burnouts führen Moosler et al. unzureichende Personalbesetzung, die Übernahme pflegefremder Aufgaben[57] sowie das daraus resultierende hohe Arbeits-

---

57 Auffallend ist, dass in der Umfrage der Fachhochschule Münster nur 45% aller befragten Krankenpflegekräfte das Kriterium, möglichst wenige pflegeberufsfremde Aufgaben (Bestellabwicklung, Materialentsorgung) auszuführen, als ein *sehr wichtiges* oder *absolut entscheidendes* Kriterium für die Wahl des Arbeitsplatzes und der Arbeitsplatzzufriedenheit angaben. Für immerhin 33,5% ist dieses Kriterium *eher wichtig* (Buxel 2011: 57). Über die Gründe hierfür kann hier nur gemutmaßt werden. Vielleicht ist ein Grund in der heteronomen Struktur des Pflegeberufs im

tempo an. Aber auch die Diskrepanz zwischen dem individuellen Anspruch an die eigene Tätigkeit und der hinter diesem Anspruch zu-
rückbleibenden tatsächlichen Patientenversorgung im Berufsalltag
kann als wesentlicher ursächlicher Faktor für Burnout gelten (Moosler
et al. 2010: 91; van der Schoot et al. 2005: 6of.). Ferner besteht eine hohe Korrelation zwischen einem Mangel an Autonomie beund Burnout.
Als Burnout fördernd gelten zudem gesetzliche Vorgaben und Verwal-
tungsrichtlinien, sofern sie zu einer Einschränkung in der pflegerischen Tätigkeit führen (Moosler et al. 2010: 91).

Alle diese Ursachen machen ein weiteres Mal die Notwendigkeit
der sozialethischen Reflexion von Krankenhausstrukturen deutlich.
Greift man konkret die Aspekte Zeitmangel in der Patientenversorgung sowie unzureichende Autonomie in der beruflichen Tätigkeit auf,
dann sind hier die Elemente der zeitlichen und sachlichen Souveränität nicht realisiert. Pflegende können in ihrer Tätigkeit kaum einem eigenen Arbeitsrhythmus folgen. Nicht der Rhythmus passt sich dem
Menschen an, sondern der Mensch an einen ihm vorgegeben Rhythmus. Nun steht außer Frage, dass patientenbezogene Tätigkeiten im
Krankenhaus zwischen den verschiedenen Berufsgruppen aufeinander
abgestimmt sein müssen, sodass nicht der einzelne zeitlich vollkom-
men unabhängig arbeiten kann. Arbeitsabläufe sind in zeitlicher Hinsicht zwangsläufig strukturiert und aufeinander bezogen. Das Postulat
der zeitlichen Souveränität macht vielmehr deutlich, dass in jenen Fällen, in denen sich der Zeitdruck als Ausdruck der Übernahme fach-
fremder Tätigkeiten manifestiert, für eine deutliche Entlastung der
Pflegekräfte zu sorgen ist, sodass diese sich auf ihre eigentliche Tätigkeit ohne Unterbrechungen konzentrieren können. Ohne zeitliche
Souveränität ist auch der Realisierung der sachlichen Souveränität
nicht Genüge getan, welche sich in der Ganzheitlichkeit des Herstel-
lungs- bzw. Dienstleistungsprozesses zeigt. Leistungsbereitschaft als
konkrete Manifestation des Aggressionstriebs setzt voraus, dass Handelnde mit ihrer Tätigkeit etwas bewirken können. Wer daran gehin-
dert wird, aus der Tätigkeit für sich einen persönlichen Erfolg zu ziehen, wird kein Gefühl der Selbstverwirklichung verspüren (personale

---

Krankenhaus zu sehen, wonach Pflegekräfte es gewohnt sind, ihnen übertragene
Aufgaben nicht abzulehnen, weil es dem Ethos des Helfens widerspräche.

Souveränität). Daher ist Gestaltungsspielraum für individuelle Leistungsbereitschaft notwendig. Die strukturelle Realisierung und stärkere Gewichtung der natural angelegten Aggression muss das Ziel bei der Arbeitsplatzgestaltung sein. Souveränität und die strukturelle Entfaltung der naturalen Anlagen stehen in Beziehung zueinander und eröffnen einen Reflexionshorizont für humane Arbeitsbedingungen. Wie sehr ein Einrichtungswechsel und somit auch strukturelle Veränderungen sich positiv auf den Verlauf des Burnout-Syndroms bei Pflegekräften auswirken, konnte in der NEXT-Studie ermittelt werden. Wechselten Pflegende mit einem deutlich erhöhten Burnout-Syndrom die Einrichtung, reduzierte sich dieses Syndrom nach dem Wechsel signifikant. Zwar konnte zwölf Monate nach Einrichtungswechsel ein erneuter Anstieg der Burnout-Prävalenz bei den Einrichtungswechslern festgestellt werden, jedoch lag dieser Wert unter dem Wert vor dem Einrichtungswechsel (Dichter et al. 2010). Anzumerken ist allerdings, dass sich der Burnout-Wert der Wechsler innerhalb der zwölf Monate fast an den Wert der Nicht-Wechsler angenähert hatte (Dichter et al. 2010). Über die Gründe hierfür bleibt die Studie im Unklaren.

5.2.3 Belastende Faktoren auf der Mikroebene

„Die Individualität des Mitarbeiters, seine Ressourcen und Regulationssysteme erscheinen für die Maßnahmen zur Belastungsreduktion am Arbeitsplatz am ehesten zugänglich. Deshalb setzen die meisten Gesundheitsförderungsprojekte eher am Gesundheits- und Stressverhalten des Einzelnen an als an den Verhältnissen der Arbeitsumgebung, die in vielen Fällen jedoch als ‚Triggerfaktoren' dafür anzusehen sind, wie es dem Einzelnen gelingt, die Anforderungen der Arbeit mit seinen persönlichen Ressourcen in ein angemessenes Gleichgewicht zu bringen" (Höhmann et al. 2016: 77).

Die Gestaltung des Arbeitsplatzes gilt als Triggerfaktor für den intrapsychischen Ausgleich zwischen Arbeitsanforderungen und individuellen Ressourcen. Somit kommt der organisationalen Ausgestaltung des Arbeitsplatzes eine nicht zu unterschätzende Wirkung zu. Gesundheitsprävention am Arbeitsplatz, die überwiegend auf das Verhalten der einzelnen Mitarbeitenden zielt, greift für sich genommen zu kurz. Die Arbeitsplatzgestaltung mit all ihren strukturellen Gegebenheiten hat einen großen Einfluss auf das Individuum. Anhand der strukturellen Genese des Burnout-Syndroms wurde dieser Zusammenhang aufgezeigt. Neben dem Burnout-Syndrom zeichnet sich das Helfersyndrom als Anschauungsobjekt aus, inwiefern die soziale Perichorese wichtige Impulse für eine strukturelle Regulation intraindividueller Bedürfnisse bereitstellen kann.

Pflegekräfte weisen eine hohe berufliche Bindung auf. Diese Ressource ist nicht zu unterschätzen. Von Entscheidungsträgern wird die Bindungsbereitschaft hinsichtlich der Personalausstattung, der Verteilung finanzieller und materieller Ressourcen oder der Dienstplangestaltung nicht immer in ausreichendem Maße genutzt. Studien über Personen, die in den Pflegeberuf zurückkehrten, zeigen, dass ihre Entscheidung, den Pflegeberuf zunächst zu verlassen, mit den beruflichen Rahmenbedingungen zusammenhingen. Der Wunsch nach beruflichem Wiedereinstieg war dagegen von der Motivation geprägt, mit Patienten zusammenzuarbeiten sowie anderen Menschen zu helfen (Höhmann et al. 2016: 79). Dieses Ethos der Fürsorge verdeutlicht, dass der naturale Trieb der Fürsorge nicht nur bei Auszubildenden in der Gesundheits- und Krankenpflege ausgeprägt ist, sondern auch bei Pflegekräften, die bereits über Berufserfahrung verfügen.[58] Interviews, die mit Personalverantwortlichen und Krankenpflegekräften geführt wurden, welche Erwerbsminderungsrente beantragt hatten, zeigen, dass das Ethos der Fürsorge im Allgemeinen Krankenpflegekräften zugeschrieben wird. So äußerte ein Personalverantwortlicher in einem Interview:

> „Und dann kommt hinzu, dass Personen, die Krankenpflege ausüben, auch eine wesentlich höhere intrinsische Motivation und Erwartungshaltung haben, die an der Heilbehandlung erfolgt – jetzt im Vergleich zu anderen Berufsgruppen" (Schröer 2016: 8).

Zwei andere Aussagen waren folgende:

> „Und es ist nicht ein reiner Beruf, da ist schon ein bisschen viel Herzblut mit drin. Sie können das auch als Job machen, aber dann läuft das nicht. Die Leute, die ihren Job ernst nehmen, die haben ein höheres Anspruchsdenken und ein schwächeres Rückgrat" (Schröer 2016: 8).

---

58 Die Studie der Fachhochschule Münster konnte beim Krankenpflegepersonal einen hohen Problemdruck hinsichtlich des Aspekts *guter persönlicher Kontakt zu den Patienten/Zeit für den Menschen* eruieren (Buxel 2011: 60).

„Ja, man muss wirklich für die Sache brennen- ohne diese innere Berufs-
motivation kann man das wahrscheinlich nicht lange durchhalten"
(Schröer 2016: 8).

Diese Aussagen verdeutlichen, dass noch immer manche Pflegekräfte
ihrem Beruf in gewisser Weise den Status einer Berufung zuschreiben,
was jedoch in Konsequenz – wie in diesem Fall – mit einer unterentwi-
ckelten Selbstfürsorge sowie unzureichender Artikulation eigener Bedürfnisse einhergehen kann. Der naturale Antrieb der Fürsorge stellt
zwar eine wichtige Ressource für die Ausübung des Pflegeberufs dar,
jedoch darf er nicht über Gebühr beansprucht und in Dienst genommen werden. Übermäßige Fürsorgebereitschaft kann ein Risikofaktor
für Erkrankungen und vorzeitigen Berufsausstieg darstellen. Dass viele
Pflegekräfte ihre „Berufung" mit Selbstaufgabe verbinden (Schröer
2016: 8), zeigt den Handlungsbedarf deutlich auf. Fürsorge bedarf eines notwendigen Korrektivs, das mittels der perichoretischen Durchdringung von Fürsorge, Aggression und Sachhaft-Gebrauchen erreicht
werden kann. Eine pflegerische Tätigkeit darf niemals mit Selbstaufgabe verbunden sein, sondern bedarf vielmehr der humanen Indienstnahme des aggressiven, auf Selbststand ausgerichteten Triebs, der notwendige Distanzierung sowie Selbstbehauptung ermöglicht und somit
wirksame Hilfestellung für den Patienten bedeutet. Obwohl der Pflegeberuf ein helfender Beruf ist, müssen Pflegekräfte dennoch ihre Bedürfnisse artikulieren und befriedigen. Klare Formulierung berufsbe-
zogener und individueller Bedürfnisse und Interessen ist in einem weiteren Schritt für die Ausbildung einer beruflichen Identität erforderlich, die eine protektive Wirkung entfalten kann. Identitätsbildung erfolgt in der Auseinandersetzung mit der Erwartung anderer. Eigen-
und Fremdbild müssen in die eigene Identität integriert werden, was
allerdings Selbststand und die Befriedigung eigener Bedürfnisse vo-
raussetzt. Gemäß sozialperichoretischer Logik stehen die Auslebung
des Aggressionstriebs und individueller Selbststand in einem engen
Verhältnis. Sollen demnach keine beruflich Pflegenden tätig sein, die
aufgrund falsch verstandener Zurücknahme eigener Bedürfnisse unter
Anpassungsneigung und Konfliktscheu leiden (Hunold 1993: 193), so
ist auf die Artikulation und strukturelle Umsetzung der Bedürfnisse
der Pflegekräfte zu drängen. Die Umsetzung konkreter Bedürfnisse betrifft die Strukturen im Krankenhaus. Die Bereitschaft, eigene Bedürf-

nisse zu artikulieren, setzt beim Individuum an. Die soziale Perichorese bereits bei der Auswahl von Bewerbern für eine Ausbildung in der Pflege sowie von Pflegekräften für vakante Pflegestellen eine Reflexionshilfe darstellen. Sie sensibilisiert dafür zu hinterfragen, ob bei Auszubildenden in der Pflege als auch bei bereits beruflich tätigen Pflegekräften eine zu einseitige perichoretische Struktur der beruflichen Motivation vorliegt. Im Interesse der Bewerber wie der Patienten sollte nach Möglichkeit ausgeschlossen werden, dass die Dominanz des Fürsorgewillens auf einem Helfersyndrom beruht. Eine Tätigkeit, die aufgrund eines vorliegenden Helfersyndroms aufgenommen und ausgeübt wird, kann niemals zu einer stabilen beruflichen Identität führen. Eine mögliche Erklärung, warum unter professionell helfenden Berufen das Helfersyndrom ausgeprägter ist als in anderen Berufen, liegt möglicherweise im noch immer vorherrschenden Berufsbild, wonach Pflege mit der christlichen Caritas, der Vorstellung eines typischen Frauenberufs und mit dem Aspekt der Beziehung zu den Pflegeempfängern assoziiert ist. Aufgrund seiner christlichen Genese steht der Pflegeberuf im Allgemeinen noch immer unter dem Anspruch der Berufung und weniger unter dem Anspruch eines professionellen Berufs (Schröer 2016: 19f.). Der Pflegeberuf muss zu einer professionellen wissenschaftlichen Disziplin entwickelt werden, sodass er weniger aus Gründen der Berufung als vielmehr aus Interesse und der Möglichkeit ergriffen wird, Patienten auf professioneller und wissenschaftlicher Grundlage zu versorgen. Es muss unbedingt darauf hingewiesen und in der Ausbildung bereits vermittelt werden, dass der Patient stets ein Mittel zum Zweck bleibt, weil erst durch ihn Selbstverwirklichung in der beruflichen Tätigkeit sowie Einkommenserwerb ermöglicht werden. Professionalität schließt dabei eine notwendige Beziehungsgestaltung, die sich in jeder direkten menschlichen Begegnung vollzieht, nicht aus. Die Notwendigkeit der Professionalität lenkt den Fokus jedoch auf einen sachorientierten Umgang mit dem Patienten durch die einzelne Pflegekraft sowie auf einen sachorientierten Umgang mit den Mitarbeitenden durch Personalverantwortliche. In diesem sachorientierten Handeln finden Fürsorge und Aggression ihren erforderlichen humanen Ausgleich.

5.3 Personalmanagement in der Krankenpflege – ein humanes Führungsverständnis

Das vorliegende Buch wurde mit einer theologischen Fundierung begonnen. Damit soll verdeutlicht werden, dass sich theologische Reflexion nicht losgelöst von jeder Praxis vollzieht, sondern lebenspraktische Relevanz besitzt und Orientierung bietet. Theologisches (Nach-)Denken führt zu Erkenntnissen, die in eine humanen Transformation der gesellschaftlichen Lebensbereiche münden. Dass sich die Theologie als wichtiger Gesprächspartner für Ökonomie im Allgemeinen und für Personalmanagement im Gesundheitsbereich im Speziellen auszeichnet, verdeutlicht H.-S. Haas:

> „Eines der wesentlichen Felder des materialen Diskurses von Theologie und Managementlehre ist gegenwärtig der Personalbereich. Unmittelbar einsichtig geht es hier grundsätzlich um Konkretionen, die sich aus dem Menschenbild und der Vorstellung des sozialen Zusammenarbeitens in Organisationen überhaupt ergeben. Aus Management-Perspektive, speziell im sozialen Bereich und im Gesundheitswesen, geht es beim Personalmanagement um den erfolgsentscheidenden Schlüsselfaktor. Die Dienstleistungen der Diakonie hängen fast ausschließlich an der Qualität von Dienstleistungsprozessen, die in der unmittelbaren sozialen Interaktion geleistet werden" (Haas 2010: 358).[59]

Krankenhäuser konkurrieren um geeignetes und qualifiziertes Personal. Diese Konkurrenz erreicht vor dem Hintergrund des sich verschärfenden Fachkräftemangels eine neue Dimension. Es gilt, die geeigneten Fachkräfte auf sich aufmerksam zu machen und eine Abwanderung qualifizierter Mitarbeitender zu verhindern. Diese Konkurrenzsituation wird als „War for Talents" (Haas 2010: 360) beschrieben. In den vorangehenden Kapiteln wurden einige wenige Gründe für Belastungen im Krankenpflegeberuf dargestellt und Wege ethischer Reflexion aufgezeigt. Da auf längerfristige Veränderungen zielende Maßnahmen nicht ad hoc generiert und implementiert werden können, was jedoch ihre Notwendigkeit keineswegs ausschließt, sind vielmehr „*kurzfristig* [kursive Hervorhebung im Original, M.M.] nützliche Lö-

---

59 H.-S. Haas bezieht seine Überlegungen auf Einrichtungen in kirchlicher Trägerschaft. Seine Überlegungen können jedoch problemlos auch auf alle anderen Gesundheitseinrichtungen in verschiedensten Trägerschaften übertragen werden.

sungsbausteine [zu, M.M.] identifizieren" (Höhmann et al. 2016: 83). Diese kurzfristigen Lösungsansätze sind ohne großen Aufwand durchzusetzen, benötigen jedoch den Willen der Entscheidungsträger im Management, aber auch der Mitarbeitenden im Pflegedienst.

In der Managementlehre ist heutzutage unter vielen anderen Personalmodellen das Grundverständnis des Mitarbeitenden als Mitunternehmer vertreten. Dahinter verbirgt sich die Einsicht, dass Mitarbeitende, die sich mit ihrem Unternehmen identifizieren und zur Entwicklung des Unternehmens beitragen, nicht durch enge und motivationsschädigende Regelungen gelenkt, sondern vielmehr gefördert und hinsichtlich ihrer Fähigkeiten koordiniert werden müssen (Haas 2010: 362). Kann dieses Verständnis auch eine Möglichkeit der Mitarbeiterführung in der Krankenpflege darstellen? Der im Gesundheitswesen bestehende Fachkräftemangel führt zu einem grundlegend neuen Verständnis des Fachkräftemarkts. Er hat sich von einem Verkäufer- zu einem Käufermarkt entwickelt (Stotz/Wedel-Klein 2013: 45). Ein Wandel im Verständnis vollzieht sich auch in Bezug auf Pflegekräfte im Krankenhaus. Pflegekräften kommt heutzutage eine doppelte Funktion zu. Einerseits müssen sich Gesundheitseinrichtungen als attraktive Arbeitgeber auszeichnen, indem Pflegekräfte sich mit ihrem Arbeitgeber identifizieren und dadurch als Markenbotschafter gegenüber anderen potentiellen Mitarbeitenden fungieren (Heider-Winter 2014: 28). Andererseits treten Pflegekräfte Patienten gegenüber als Markenbotschafter der Gesundheitseinrichtung auf. Weisen sie einen hohen Identifikationsgrad mit ihrem Arbeitgeber auf, strahlen sie im direkten Patientenkontakt eine große Zufriedenheit und Überzeugung aus, was sich auf die Qualität der Pflegedienstleistung auswirkt. Der Patient wird das Krankenhaus womöglich weiterempfehlen (Heider-Winter 2014: 28). Das Mitarbeiterverständnis der Pflegekraft als Mitunternehmer scheint somit an das institutionenethische Verständnis, wie es bisher zugrunde gelegt wurde, anschlussfähig zu sein. Aus institutionenethischer Perspektive kann die Durchsetzung und Befolgung von Regeln und Verfahrensanweisungen entweder restriktiv (externer Zwang und Sanktionen) erfolgen, oder aber auf dem Weg der Internalisierung, wonach Mitarbeitende im besten Fall freiwillig Regeln befolgen, weil sie einsichtig sind und ihrer humanen Entfaltung dienen. Mitarbeitende sollen sich frei entfalten und selbst verwirklichen können, indem sie sich freiwillig an die Organisation binden, da sie sich mit ihr identifizieren.

Im Sinne des Verständnisses des Mitarbeitenden als Mitunternehmer erfolgt eine Klassifizierung entsprechend des Ausprägungsgrades von individueller Visionsbereitschaft/-fähigkeit und individueller Aktionsbereitschaft in *Innerlich Gekündigte* (kaum Visionen und geringe Aktionsbereitschaft), *Graue Mäuse* (kaum Visionen, hohe Aktionsbereitschaft im Sinne eines blinden, unreflektierten Aktionismus), *Bunte Vögel* (viele Visionen, geringe Aktionsbereitschaft) und *Humane Mit-Unternehmer* (viele Visionen, hohe Aktionsbereitschaft) (Haas 2010: 362). Bei aller Vorsicht, die gegenüber solch schematischen Darstellungen und Klassifizierungen geboten sein sollte, macht diese Klassifikation zunächst einmal deutlich, dass Menschen eine unterschiedliche Aktions- bzw. Handlungsbereitschaft sowie einen unterschiedlichen (Realisierungs-)Grad hinsichtlich ihres Idealismus und den dahinterstehenden Visionen aufweisen. Unter Pflegekräften gibt es Personen, die aus diversen Gründen Dienst nach Vorschrift verrichten, es gibt jedoch ebenso hoch engagierte Persönlichkeiten, die in ihrer Tätigkeit etwas voranbringen wollen. Allerdings weist H.-S. Haas darauf hin, dass aus theologischer Sicht eine solche Klassifizierung problematisch ist, weil sie allein die *Humanen Mit-Unternehmer* favorisiert und Mitarbeitende der anderen drei Klassifikationskategorien als unerwünschte Mitarbeitertypen vernachlässigt (Haas 2010: 362). Allein der leistungsbereite, sich einbringende und zielstrebige Mitarbeitende ist wünschenswert. Wie an den *Innerlich Gekündigten*, *Grauen Mäusen* und *Bunten Vögeln* zu erkennen ist, sind sie gegenüber den *Humanen Mit-Unternehmern* bereits begrifflich negativ konnotiert (Haas 2010: 363). Es muss kritisch angefragt werden, ob dieser Art der geforderten Leistungsbereitschaft tatsächlich das gleiche Verständnis von *Humanität* inhärent ist, wie dem aus der theologischen, institutionenethischen und sozialperichoretischen Reflexion generierten Humanitätsbegriff des vorliegenden Buches. Humanität ist gemäß dem eben dargestellten Managementverständnis eng mit dem leistungsbereiten und (stark) visionären Mitarbeitenden verbunden. Im Umkehrschluss werden die Mitarbeitenden der drei anderen Kategorien nicht bzw. nur kaum von dem Humanitätsverständis berührt. Aus biblisch-theologischer Sicht stellt Arbeit grundsätzlich keine dem Menschen wesensimmanente Dimension dar, auch wenn sie als Notwendigkeit für die Bestellung des Lebensunterhalts dient. Der Mensch erweist sich nicht erst durch Arbeit oder Leistung als Mensch bzw. als humanes Wesen, sondern ist es aufgrund seiner Gottebenbildlichkeit. Die Unterscheidung von Arbeit und Wirken macht deutlich, dass es einer genau entgegengesetzten Zugangsweise bedarf. Nicht der Mensch muss sich als human erweisen, indem er sich einem Leistungsschema oder den Arbeitsbedingungen anpasst, sondern die Arbeitsbedingungen müssen in ihrer Ausgestaltung der humanen Entfaltung des Individuums dienen. Arbeitsbedingungen erweisen sich umso mehr als human, wie die Möglichkeit eines souveränen Wirkens realisiert ist. Ebenso verhält es sich mit der sozialen Perichorese. Sie setzt bei der individuellen, naturalen Veranlagung des Menschen an. Die drei naturalen Grundantriebe der Aggression, der Fürsorge sowie des Sachhaft-Gebrauchens sind zwar notwendige Bedingungen sozialer Interaktion, allerdings bleibt ihre situative, individuelle Dominantsetzung und Durchdringung zunächst offen. Ihre perichoretische Ausgestaltung erfolgt anhand des institutionellen bzw. organisationalen Zwecks. Aggression in Form von Leistungsbereitschaft stellt dabei nur einen der notwendigen anthropologischen Verhaltensantriebe dar. Ihr kommt keine prioritäre Stellung zu, sondern sie bedarf vielmehr einer situativen humanen Beschränkung und Indienstnahme durch die anderen Verhaltensantriebe. Sie muss gemeinsam mit der Fürsorge im Sachhaft-Gebrauchen ihren humanen Ausgleich finden und dies sowohl in der Interaktion zwischen Personalverantwortlichen (und weiteren Entscheidungsträgern) im Krankenhausmanagement und Pflegepersonal als auch in der pflegerischen Interaktion zwischen Pflegepersonal und Patient. Damit wird jedoch bereits deutlich, dass nicht wie bei dem Grundverständnis des *Humanen Mit-Unternehmers* seitens der Personalverantwortlichen eine einseitige Leistungsorientierung im Vordergrund stehen darf (Haas 2010: 363), da eine isolierte Betrachtung der hinter der Leistungsbereitschaft stehenden Aggression ein destruktives Prinzip darstellt. Ein rein auf wirtschaftliche Leistungssteigerung ausgerichtetes Krankenhaus, das allein monetäre Kennzahlen in den Mittelpunkt seiner Überlegungen stellt, wird seinen humanen Zweck verfehlen.[60] Krankenhäuser verfolgen nämlich mehrere Ziele. Sie konkurrieren als Wettbewerber auf dem Gesundheitsmarkt, sie bieten Patienten Therapien an und sie sind darüber hinaus Arbeitgeber, womit sie dem Einkommenserwerb und der beruflichen Selbstverwirklichung ihrer Mitarbeitenden dienen. Hinsichtlich des zuletzt genannten Punkts kann im Anschluss an H.-S. Haas (Haas 2010: 363) sowie mit Hilfe der sozialethisch-theologischen Reflexion der Begriff des *Humanen Mit-Unternehmers* in der Pflege im Krankenhaus erweitert werden. Jede Pflegekraft hat die grundlegende, notwendige Patientenversorgung zu gewährleisten. Darüber hinaus ist individuell zu eruieren, inwieweit jede einzelne Pflegekraft bereit ist, zusätzliche Aufgaben in der Patientenversorgung (Aktionen) zu übernehmen, Visionen zu entwickeln (etwa in der Entwicklung neuer Pflegekonzepte oder der Weiterentwicklung des Pflegeberufs innerhalb des Krankenhauses durch Pflegeakademiker), seine individuellen beruflichen Ziele im Sinne der Selbstverwirklichung zu verfolgen oder sich überhaupt als Mitunternehmer zu verstehen. Wer über die notwendige Patientenversorgung hinaus zur Übernahme weiterer Aufgaben nicht bereit (Dienst nach Vorschrift) oder aus qualifikatorischen Gründen nicht dazu befähigt und berechtigt ist, dem dürfen keine Sanktionen angedroht werden. Wer dagegen zur Übernahme weiterführender Aufgaben bereit ist, muss die Möglichkeit dazu erhalten. Dazu müssen die derzeitigen Strukturen in den Kliniken einer Neubewertung unterzogen und ggf. geändert werden. Das PflBG mit der Definition pflegerischer Vorbehaltsaufgaben und der Zulassung primärqualifizierender Pflegestudiengängen stellt in einem ersten Schritt den notwendigen Rahmen zur Verfügung. Der sachhaft-gebrauchende Impetus der sozialen Perichorese schärft darüber hinaus das Bewusstsein, das Arbeitsverhältnis nicht auf Sympathie/Antipathie (Pflegekräfte, die Dienst nach Vorschrift leisten versus Pflegekräfte, die sich verstärkt engagieren) oder eine reine Interessensstruktur (Pflegekräfte als bloßes Mittel zum Zweck, etwa beim „Einspringen" aufgrund personeller Engpässe)

---

60 Die Verfehlung des humanen Zwecks bezieht sich dabei nicht nur auf Pflegekräfte im Krankenhaus, sondern auch auf die Patienten. Unter Umständen führt die Leistungsorientierung nämlich dazu, dass an ihnen überflüssige und womöglich sogar schädliche Therapien durchgeführt werden, weil sie eine höhere Vergütung erzielen.

zu verkürzen, sondern zu einem humanen Arbeitsverhältnis zu gelangen.

Unterschiedliche Begabungen und ungleichen Bereitschaftswillen der Pflegekräfte zu akzeptieren und zu nutzen, ist bleibende Aufgabe für Entscheidungsträger im Krankenhausmanagement. Die paulinische Charismenlehre in 1 Kor 12 kann theologischerseits einen Impuls für diese individuelle Herangehensweise liefern (Haas 2010: 363).

6. Fazit und Ausblick

Der Fachkräftemangel stellt den Pflegeberuf in allen Settings vor große Herausforderungen. Das Ziel, auch in Zukunft eine adäquate medizinische und pflegerische Versorgung der Bevölkerung zu gewährleisten, ist als gesamtgesellschaftliche Aufgabe zu betrachten. Dies gilt sowohl für die (Akut-)Versorgung in Krankenhäusern, wie auch für die Versorgung von Menschen, die im außerklinischen (teil-)stationären und ambulanten Setting auf Hilfe und Unterstützung angewiesen sind. Obwohl der Pflegeberuf nach wie vor ein hohes Ansehen in der Bevölkerung genießt, mangelt es ihm an Attraktivität. Dieser Aspekt verdeutlicht, dass für eine zukunftsträchtige Pflege das Drehen an kleinen Stellschrauben nicht mehr ausreichend ist. Es bedarf einer grundlegenden Reform und Neuausrichtung des Pflegeberufs. Erste Ergebnisse einer vom Sinus-Institut durchgeführten Befragung von Jugendlichen im Alter von 14–20 Jahren unterstreichen diese Forderung. Die Ergebnisse dieser Befragung zeichnen gleichzeitig ein hoffnungsvolles Bild, dass mit grundlegenden Änderungen eine zukunftsträchtige Pflege herbeigeführt werden kann. So waren 37% aller befragten Jugendlichen grundsätzlich an einer beruflichen Tätigkeit im Bereich „Gesundheit/Pflege" interessiert (Borgstedt 2020: 3). Zwei weitere aufschlussreiche Erkenntnisse zeigten, dass ein konkretes oder zumindest grundsätzliches Interesse am Pflegeberuf bei Jugendlichen aller Schulabschlussarten bestand (Borgstedt 2020: 12) und Karriere generell nicht als Selbstzweck, sondern primär „als Mittel zur Verwirklichung von Autonomie und der Versorgung von sich und anderen" (Borgstedt 2020: 17) angesehen wurde. Auch wenn der Aspekt des „Gutes-Tun-Können" für 57% der am Pflegeberuf interessierten Jugendlichen weiterhin ein starkes Moment einer möglichen Berufswahl darzustellen scheint (Borgstedt 2020: 10) und somit Fürsorge ein notwendiges bleibendes motivationales Kriterium für Pflegeberufe bleibt, so ist dennoch klar, dass die Zeit, in der Pflege mit Berufung, Aufopferungsbereitschaft, mütterlicher Fürsorge und (reiner) Nächstenliebe assoziiert war, endgültig vergangen ist. So sehr die Entwicklung des Pflegeberufs seit den Ursprüngen in der Krankenversorgung in christlichen Ordensgemeinschaften als Tätigkeit im Sinne der christlichen Caritas geprägt war und diese Prägung in Verbindung mit einer Aufladung mit weiblichen und mütterlichen „Tugenden" zu einer Überstrapazierung des Fürsorgegedankens führte, was bis heute teilweise noch nachwirkt, kann die theologische Ethik Fehlentwicklungen korrigieren helfen und einen Beitrag dazu leisten, vom überhöhten Ideal der Fürsorge zu einer Sichtweise des Berufsbildes zu gelangen, das die Anforderungen an den Pflegeberuf auf ein stimmiges ethisch-humanes Fundament zurückführt. Damit ist nicht ausgesagt, dass das Prinzip der Fürsorge für den Pflegeberuf irrelevant sei, da der Wille zu helfen mit der Ausübung des Pflegeberufs unabdingbar verbunden ist. Es geht vielmehr darum, der Fürsorge jene Bedeutung zuzuweisen, die ihr im Berufsbild, in berufsbezogenen gesetzes-politischen Rahmenbedingungen, im Berufsethos, in den Arbeitsbedingungen in Kliniken und nicht zuletzt in der individuellen beruflichen Motivation zukommen sollte. Theologische Ethik ist in der Lage, neben der Fürsorge weitere Prinzipien und Werte zu formulieren, über deren strukturelle Realisierung der Pflegeberuf sich als gleichberechtigter professioneller Partner mit allen anderen Professionen im Gesundheitssystem darstellt. Dieses grundsätzliche Hinterfragen ist in der aktuellen Situation mit all ihren Herausforderungen nötiger denn je. Der Pflegeberuf kann keine Neuausrichtung erfahren, wenn nicht grundsätzliche Überlegungen zum Menschenbild, zu den Bedingungen und Zwecken menschlicher Arbeit und zu ökonomischen Interaktionen und Prozessen angestellt und bei der Umsetzung von Arbeitsbedingungen und Arbeitsanweisungen berücksichtigt werden. Man kann den Einzug ökonomischer Prinzipien in Medizin und Pflege beklagen. Es lässt sich kaum abstreiten, dass der Einfluss ökonomischer Kriterien in Therapieentscheidungen und in die Ausgestaltung berufsrelevanter Rahmenbedingungen zu negativen Erscheinungsformen geführt hat und noch immer führt. Fakt ist aber auch, dass Medizin und Pflege nur begrenzte Ressourcen zur Verfügung stehen – in finanzieller wie personeller Hinsicht. Die zur Verfügung stehenden Ressourcen müssen klug und angemessen verteilt werden. Entscheidend ist dabei, nach welchen Kriterien Ressourcenverteilung stattfindet. Hierbei dürfen fundamentale Grundsätze nicht aus dem

Blick geraten. Beobachtungen für das Berufsfeld Pflege lassen vermuten, dass das Prinzip Fürsorge noch immer ein entscheidendes Kriterium im ökonomischen Verteilungsprozess darstellt, sodass ideelle Güter nicht selten als „Entlohnung" höher bewertet werden wie materielle Güter. Auch besteht der Verdacht, dass das Diktum „Pflegen kann jeder!" eine den Herausforderungen angemessene Ressourcenallokation in finanzieller und fachlicher Hinsicht allzu oft verhindert.

Der derzeitige Arbeitsmarkt in der Pflege hat sich grundlegend gewandelt. Es sind ungleich mehr Stellen im Pflegebereich in den Kliniken unbesetzt als Bewerber auf dem Arbeitsmarkt zur Verfügung stehen. Um Bewerber für offene Stellen zu gewinnen ist es unabdingbar, sich gegenüber anderen Kliniken als attraktiver Arbeitgeber zu positionieren. Die biblisch-sozialethischen Reflexionen dieses Buches konnten darstellen, dass Arbeitsbedingungen derart gestaltet sein müssen, dass sie dem anthropologischen Strukturgefüge gerecht werden. Dies gelingt etwa dadurch, dass Arbeitsbedingungen Menschen in ihrer beruflichen Selbstverwirklichung unterstützen. Die Reflexionen haben ebenfalls aufgezeigt, dass Arbeit stets mit Mühsal verbunden ist und der Grad an freier Selbstverwirklichung eingeschränkt sein kann, ja sogar eingeschränkt werden muss, da es nie eine absolute Freiheit im Sinne einer „Freiheit von" geben kann. Das Entscheidende liegt darin, ob es Kliniken gelingt, potentielle Mitarbeitende für sich zu gewinnen und gleichzeitig bereits angestellte Mitarbeitende in einer Weise an sich zu binden, dass diese sich trotz aller belastenden und negativen Erscheinungsformen weiterhin an die Klinik binden wollen. Folgen einschränkende und negative Erscheinungsformen dabei einer inneren, anthropologisch angelegten Logik, werden diese als notwendig oder weniger belastend empfunden. Die soziale Perichorese zeigt eine Logik auf, wonach alle zwischenmenschlichen Interaktionen auf drei anthropologischen Grundantrieben beruhen. Der Aggressionstrieb zielt auf das menschliche Bedürfnis nach Befriedigung eigener Interessen und dem Streben nach Selbstbehauptung. Der Fürsorgetrieb zielt auf das Bedürfnis des Menschen, sich um andere Menschen zu kümmern. Der Trieb des sachhaften Gebrauchens schließlich zielt auf Bedürfnisse, zu deren Erfüllung man auf andere Menschen angewiesen ist. Institutionen und Organisationen müssen ihre Arbeitsbedingungen in einer Weise gestalten, dass sie diese Grundtriebe aufnehmen und ihrer Entfaltung freien Raum geben. Dabei kann durchaus ein institutioneller Schwerpunkt erfolgen, der sich am organisationalen Zweck orientiert. Kliniken haben mit ihrem therapeutischen Auftrag (sei er präventiv, kurativ oder palliativ) gegenüber den Patienten einen fürsorgenden Fokus. Gleichzeitig besteht als gleichrangige Pflicht der Fürsorgeauftrag gegenüber den Mitarbeitenden. Klinikinterne Arbeitsbedingungen müssen einen Raum bieten, damit Mitarbeitende ihre natural angelegten Triebe auch in der Arbeit ausleben können. Wer seine Arbeit in diesem Sinne ausübt, erlebt diese nicht als rein funktional, sondern in einer normativ-praktischen Dimension, weil die Tätigkeit den eigenen Neigungen entspricht.[61] Aus dieser Haltung kann der Tätigkeit eine identitätsstiftende Bedeutung zugeschrieben werden, woraus das Gefühl erwächst, dass diese mit der eigenen Persönlichkeit zu tun hat. Erst aus der normativ-praktischen Perspektive können Arbeitsbedingungen und -inhalte gefunden werden, die dem Humanen entsprechen. Pflegerische Tätigkeit beinhaltet in diesem Sinne eine fachlich optimale Versorgung der auf Pflege angewiesenen Menschen, allerdings erschöpft sie sich nicht darin. Ein rein auf versorgende Tätigkeit ausgerichtetes Pflegeverständnis (funktionales Pflegeverständnis) wäre reduktionistisch und lebt von Voraussetzungen, die sich erst im Kontext eines normativ-praktischen Pflegeverständnisses erschließen. Ein normativ-praktisches Pflegeverständnis beinhaltet in gleichem Maße das fürsorgende Moment des Sich-Um-Andere-Kümmern-Wollens wie auch das Streben nach persönlicher und fachlicher Weiterentwicklung, was wiederum einer bestmöglichen Patientenversorgung zugute kommt. Ein auf naturalen Grundantrieben gründendes Pflegeverständnis mit seiner normativ-praktischen Dimension erweist sich somit für die Berufsausübung als conditio sine qua non. Nicht zuletzt führt das Bewusstsein, dass Patienten als Mittel zum Zweck der Sicherung des persönlichen Einkommens angesehen werden dürfen und müssen, zu einer wichtigen Erkenntnis: Pflege ist Beruf, keine Berufung! Aus dieser Erkenntnis notwendige, zielführende und nachhal-

---

61 Die Unterscheidung eines funktionalen und normativ-praktischen Arbeitsverständnisses folgt der Logik von G. Pöltners Differenzierung von Gesundheit und Krankheit in deren funktionale und normativ-praktische Dimension (vgl. Pöltner 2006: 76–84).

tige Maßnahmen abzuleiten, ist eine bleibende Aufgabe der kommenden Jahre.

7. Literaturverzeichnis

Quellen

Biblia Hebraica Stuttgartensia (1997⁵), herausgegeben von Elliger, Karl. Stuttgart, Deutsche Bibelgesellschaft

Die Bibel (2017²): Die Bibel. Einheitsübersetzung der Heiligen Schrift. Gesamtausgabe. Stuttgart, Verlag Katholisches Bibelwerk GmbH, herausgegeben im Auftrag der Deutschen Bischofskonferenz u.a.

Papst Johannes Paul II. (1981): Enzyklika *Laborem exercens,* http://w2.vatican.va/content/john-paul-ii/de/encyclicals/documents/hf_jp-ii_enc_14091981_laborem-exercens.pdf, (Zugriff: 05.06.2020)

Pastoralkonstitution über die Kirche in der Welt von heute „Gaudium et Spes" (2008). In: Rahner, Karl/Vorgrimler, Herbert (Hrsg.), Kleines Konzilskompendium. Sämtliche Texte des Zweiten Vatikanischen Konzils. Freiburg im Breisgau – Basel – Wien, Herder-Verlag GmbH

Sekundärliteratur

Anzenbacher, Arno (2003): Art. Soziale Marktwirtschaft. In: Hunold, Gerfried W. (Hrsg.), Lexikon der christlichen Ethik, Bd. 2. Freiburg im Breisgau, Herder-Verlag: 1635–1637

Aßländer, Michael S. (2011): Handbuch Wirtschaftsethik. Stuttgart – Weimar, J. B. Metzler Verlag

Berkel, Karl (2006): Art. Organisation. In: Kasper, Walter (Hrsg.), Lexikon für Theologie und Kirche, Bd 7. Freiburg im Breisgau, Herder-Verlag: 1117–1118

Bernard, Felix (2006): Art. Personalitätsprinzip. In: Kasper, Walter (Hrsg.), Lexikon für Theologie und Kirche, Bd 8. Freiburg im Breisgau, Herder-Verlag: 61–62

Bischof, Norbert (2012): Moral. Ihre Natur, ihre Dynamik und ihr Schatten. Wien – Köln – Weimar, Böhlau Verlag

Dierstein, Nicol Olivia (2013): Weisungsrecht des Klinikarbeitgebers: Eingriffe in den ärztlichen Bereich sind untersagt. In: Deutsches Ärzteblatt, 41: [2] (abrufbar unter: https://www.aerzteblatt.de/archiv/147559/Weisungsrecht-des-Klinik arbeitgebers-Eingriffe-in-den-aerztlichen-Bereich-sind-untersagt [Zugriff: 17.03.2020])

Eibl-Eibesfeldt, Irenäus (1999[8]): Grundriß der vergleichenden Verhaltensforschung. Ethologie. München, Piper Verlag GmbH

Fonk, Peter (2004): Das Gewissen. Was es ist – wie es wirkt – wie weit es bindet. Regensburg, Pustet Verlag

Fritz, Alexis (2009): Der naturalistische Fehlschluss: das Ende eines Knock-Out-Arguments. Fribourg, Acad. Press

Gemoll, Wilhelm/ Vretska Karl (2006[10]): Griechisch-deutsches Schul- und Handwörterbuch. München/Düsseldorf/Stuttgart, Oldenbourg Verlag

Gerst, Thomas/Hibbeler, Dr. med. Birgit (2012): Gesundheitsfachberufe. Auf dem Weg in die Akademisierung. Pflegekräfte, Physiotherapeuten, Logopäden, Ergotherapeuten und Hebammen sollen verstärkt an Hochschulen ausgebildet werden, empfiehlt der Wissenschaftsrat. Die Bundesärztekammer sieht das kritisch. In: Deutsches Ärzteblatt, 49: A2458-A2461 (abrufbar unter: https://www.aerzteblatt.de/pdf.asp?id=133313 [Zugriff: 08.05.2017])

Gesenius, Wilhelm (1962[17]): Hebräisches und aramäisches Handwörterbuch über das Alte Testament. Berlin/Göttingen/Heidelberg, Springer-Verlag

Goffman, Erving (1972): Asyle. Über die soziale Situation psychiatrischer Patienten und anderer Insassen. Frankfurt am Main, Suhrkamp Verlag

Große Kracht, Hermann-Josef (2010): Der Mensch – ein arbeitendes Wesen? Theologisch-sozialethische Anmerkungen zur Bedeutung menschlicher Arbeit in modernen Gesellschaften. In: Biesinger, Albert/Schmidt, Joachim (Hrsg.), Ora et labora. Eine Theologie der Arbeit. Ostfildern, Matthias-Grünewald-Verlag: 185–200

Haas, Hanns-Stephan (2010): Theologie und Ökonomie. Management-Modelle – theologisch-ökonomische Grundlegung – Diskurspartnerschaft. Stuttgart, W. Kohlhammer GmbH Verlag

Haeffner, Gerd S.J. (1999): Elemente einer Anthropologie der Arbeit. In: Brieskorn, Norbert/Wallacher, Johannes (Hrsg.), Arbeit im Umbruch. Sozialethische Maßstäbe für die Arbeitswelt von morgen. Stuttgart, W. Kohlhammer-Verlag GmbH: 1–23

Hardering, Friedericke (2016): Subjektive Arbeitsgestaltung im Gesundheitssektor: Individuelle Umgangsweisen mit widersprüchlichen Arbeitsanforderungen. In: Arbeits- und Industriesoziologische Studien, 2: 60–74 (abrufbar unter: https://www.arbsoz.de/ais-studien-leser/102-subjektive-arbeitsgestaltung-im-gesund heitssektor-individuelle [Zugriff: 25.07.2020])

Heider-Winter, Cornelia (2014): Employer Branding in der Sozialwirtschaft. Wie Sie als Arbeitgeber die richtigen Fachkräfte finden und halten. Wiesbaden, Springer Verlag

Heimbach-Steins, Marianne (2008): Sozialethik. In: Arntz, Klaus et al. (Hrsg.), Orientierung finden. Ethik der Lebensbereiche. Freiburg-Basel-Wien, Herder-Verlag GmbH: 166–208

Heimbach-Steins, Marianne (2013): Biblische Hermeneutik und christliche Sozialethik. In: Vogt, Markus (Hrsg.), Theologie der Sozialethik. Freiburg im Breisgau, Herder-Verlag GmbH: 129–145

Helming, Hans-Joachim (2015): „Wir brauchen eine völlig neue Art von Denken". In: Monitor Versorgungsforschung, 2: 6–10

Hilpert, Konrad (2003a): Art. Selbstverwirklichung. In: Hunold, Gerfried W. (Hrsg.), Lexikon der christlichen Ethik, Bd. 2. Freiburg im Breisgau, Herder-Verlag: 1574–1577

Hilpert, Konrad (2003b): Art. Sozialprinzipien. In: Hunold, Gerfried W. (Hrsg.), Lexikon der christlichen Ethik, Bd. 2. Freiburg im Breisgau, Herder-Verlag: 1672–1673

Hilpert, Konrad (2009): Zentrale Fragen christlicher Ethik für Schule und Erwachsenenbildung. Regensburg, Friedrich Pustet Verlag

Höhmann, Ulrike et al. (2016): Belastungen im Pflegeberuf: Bedingungsfaktoren, Folgen und Desiderate. In: Jacobs, Klaus et al. (Hrsg.): Pflegereport 2016. Schwerpunkt: Die Pflege im Fokus. Stuttgart, Schattauer GmbH Verlag: 73–89

Höhn, Hans-Joachim (2006): Art. Personalitätsprinzip. In: Kasper, Walter (Hrsg.), Lexikon für Theologie und Kirche, Bd 8. Freiburg im Breisgau, Herder-Verlag: 61–62

Homann, Karl (2009): Die Legitimation von Institutionen. In: Korff, Wilhelm (Hrsg.), Handbuch der Wirtschaftsethik Band 2. Ethik wirtschaftlicher Ordnungen. Berlin, Univ. Press: 50–95

Honnefelder, Ludger (2016): Zur Frage nach übergreifenden Gliederungssystemen im modernen Ethikdiskurs: „Applied Ethics" – „Angewandte Ethik" – „Bereichsethiken" – „Verantwortung". In: Korff, Wilhelm/Vogt, Markus (Hrsg.): Gliederungssysteme angewandter Ethik. Ein Handbuch. Nach einem Projekt von Wilhelm Korff. Freiburg – Basel – Wien, Herder Verlag: 642–667

Hunold, Gerfried W. (1993): Identitätstheorie: Die sittliche Struktur des Individuellen im Sozialen. In: Hertz, Anselm (Hrsg.) et al., Handbuch der christlichen Ethik, Bd. 1. Freiburg im Breisgau, Herder Verlag: 177–195

Kant, Immanuel (2011⁷a): Kritik der reinen Vernunft. Werke in sechs Bänden. Band 2. Herausgegeben von Weischedel, Wilhelm. Darmstadt, Wissenschaftliche Buchgesellschaft

Kant, Immanuel (2011⁷b): Kritik der reinen Vernunft. Werke in sechs Bänden. Band 4. Herausgegeben von Weischedel, Wilhelm. Darmstadt, Wissenschaftliche Buchgesellschaft

Kardinal Lehmann, Karl (2010): Arbeit als Realisierung der Gottesbeziehung. In: Biesinger, Albert/Schmidt, Joachim (Hrsg.), Ora et labora. Eine Theologie der Arbeit. Ostfildern, Matthias-Grünewald-Verlag: 13–31

Keim Vivian (2012³a): Art. Burnout-Syndrom. In: Wied, Susanne/Warmbrunn, Angelika (Hrsg.), Pschyrembel Pflege. Berlin/Boston, Walter de Gruyter GmbH&Co. KG Verlag: 162–163

Keim Vivian (2012³b): Art. Helfersyndrom. In: Wied, Susanne/Warmbrunn, Angelika (Hrsg.), Pschyrembel Pflege. Berlin/Boston, Walter de Gruyter GmbH&Co. KG Verlag: 394–395

Korff, Wilhelm (1985²a): Norm und Sittlichkeit. Untersuchungen zur Logik der normativen Vernunft. Freiburg/München, Karl Alber Verlag

Korff, Wilhelm (1985b): Wie kann der Mensch glücken? Perspektiven der Ethik. München, Piper Verlag

Korff, Wilhelm (1993): Institutionstheorie: Die sittliche Struktur gesellschaftlicher Lebensformen. In: Hertz, Anselm (Hrsg.) et al., Handbuch der christlichen Ethik, Bd. 1. Freiburg im Breisgau, Herder Verlag: 168–176

Korff, Wilhelm (2003a): Art. Aggression. In: Hunold, Gerfried W. (Hrsg.), Lexikon der christlichen Ethik, Bd. 1. Freiburg im Breisgau, Herder-Verlag: 27–29

Korff, Wilhelm (2003b): Art. Soziale Perichorese. In: Hunold, Gerfried W. (Hrsg.), Lexikon der christlichen Ethik, Bd. 2. Freiburg im Breisgau, Herder-Verlag: 1637–1642

Korff, Wilhelm (2006a): Art. Institution. In: Kasper, Walter (Hrsg.), Lexikon für Theologie und Kirche, Bd 9. Freiburg im Breisgau, Herder-Verlag: 545–546

Korff, Wilhelm (2006b): Art. Sozialethik. In: Kasper, Walter (Hrsg.), Lexikon für Theologie und Kirche, Bd 9. Freiburg im Breisgau, Herder-Verlag: 767–777

Korff, Wilhelm (2007): Auf der Suche nach der Vernunft menschlichen Handelns. In.: Hilpert, Konrad (Hrsg.): Theologische Ethik – autobiografisch. Paderborn, Ferdinand Schöningh Verlag: 45–97

Korff, Wilhelm (2016): Bleibende Elemente und neue Perspektiven. Versuch eines Resümees. In: Korff, Wilhelm/Vogt, Markus (Hrsg.): Gliederungssysteme angewandter Ethik. Ein Handbuch. Nach einem Projekt von Wilhelm Korff. Freiburg – Basel – Wien, Herder Verlag: 739–755

Krull, Birgit (2015): Delegation ärztlicher Leistungen an nichtärztliches Personal: Möglichkeiten und Grenzen. In: Deutsches Ärzteblatt, 3: [2] (abrufbar unter: https://www.aerzteblatt.de/archiv/167261/Delegation-aerztlicher-Leistungen-an-nichtaerztliches-Personal-Moeglichkeiten-und-Grenzen [Zugriff: 18.03.2020])

Lang, Bernhard (2005): Arbeit. Biblisch. In: Eicher, Peter (Hrsg.), Neues Handbuch theologischer Grundbegriffe. Band 1. München, Kösel-Verlag GmbH & Co.: 67–80

Langenscheidts Handwörterbuch Lateinisch-Deutsch (1971). Berlin/München, Langenscheidt KG

Lorenz, Konrad (1965[16]): Das sogenannte Böse. Zur Naturgeschichte der Aggression. Wien, o.a. Verlag

Lüthy, Anja/Ehret, Tanja (2014): Krankenhäuser als attraktive Arbeitgeber. Mitarbeiter erfolgreich entwickeln. Stuttgart, Kohlhammer Verlag

Maio, Giovanni (2014[1]): Geschäftsmodell Gesundheit. Wie der Markt die Heilkunst abschafft. Berlin, Suhrkamp Verlag

Maio, Giovanni (2017[2]): Mittelpunkt Mensch. Lehrbuch der Ethik in der Medizin. Stuttgart, Schattauer-Verlag GmbH

Marckmann, Georg (2019): Organisationsethische Herausforderungen der Patientenversorgung unter schwierigen finanziellen Rahmenbedingungen. In: Prölß, Joachim et al. (Hrsg.), Pflegemanagement. Strategien, Konzepte, Methoden. Berlin, Medizinisch Wissenschaftliche Verlagsgesellschaft: 435–440

Maurer, Alfons (2003): Art. Identität. In: Hunold, Gerfried W. (Hrsg.), Lexikon der christlichen Ethik, Bd. 1. Freiburg im Breisgau, Herder-Verlag: 844–847

Menschik-Bendele (2011): Niemand ist eine Insel. Burnout und Burnout-Bewältigung im Arztberuf. In: Ratheiser, Klaus Michael et al. (Hrsg.), Burnout und Prävention. Ein Lesebuch für Ärzte, Pfleger und Therapeuten. Wien, Springer-Verlag: 1–29

Mieth, Dietmar (1985): Arbeit und Menschenwürde. Freiburg im Breisgau, Herder-Verlag

Mieth, Dietmar (1999): Sozialethische Reflexionen zur Arbeit im Umbruch. In: Brieskorn, Norbert/Wallacher, Johannes (Hrsg.), Arbeit im Umbruch. Sozialethische Maßstäbe für die Arbeitswelt von morgen. Stuttgart, W. Kohlhammer-Verlag GmbH: 85–105

Moosler, Gabriele et al. (2010): Burnout bei Krankenpflegepersonal im Kontext der Burnoutforschung. Ergebnisse einer Studie in einem süddeutschen Krankenhaus. In: Pflegewissenschaft, 2: 87–99

Pöltner, Günther (2006[2]): Grundkurs Medizin-Ethik. Wien, Facultas-Verlags- und Buchhandels AG

Pracht, Gerlind/Bauer, Ulrich (2009): Burnout im Klinikalltag. Empirische Erkenntnisse zur Emotionsarbeit, Stressbelastung und Klientenaversion in der pflegerischen und ärztlichen Tätigkeit. In: Pflege&Gesellschaft, 1: 67–85

Reiterer, Friedrich von (2006): Art. Arbeit. I. Biblisch-theologisch. In: Kasper, Walter (Hrsg.), Lexikon für Theologie und Kirche, Bd 1. Freiburg im Breisgau, Herder-Verlag: 917–918

Richter, Rudolf (2009): Von der Aktion zur Interaktion: Der Sinn von Interaktionen. In: Korff, Wilhelm (Hrsg.), Handbuch der Wirtschaftsethik Band 2. Ethik wirtschaftlicher Ordnungen. Berlin, Univ. Press: 17–38

Ricken, Friedo (2003): Art. Naturalistischer Fehlschluss. In: Hunold, Gerfried W. (Hrsg.), Lexikon der christlichen Ethik, Bd. 2. Freiburg im Breisgau, Herder-Verlag: 1264–1265

Schasching, Johannes (2003): Art. Rerum novarum. In: Hunold, Gerfried W. (Hrsg.), Lexikon der christlichen Ethik, Bd. 2. Freiburg im Breisgau, Herder-Verlag: 1505–1506

Schmidt, Werner H. (1995⁵): Einführung in das Alte Testament. Berlin – New York, Walter de Gruyter

Schmitz, Hermann (2014⁴): Kurze Einführung in die Neue Phänomenologie. Freiburg im Breisgau, Karl Alber Verlag

Schockenhoff, Eberhard (2014²): Grundlegung der Ethik. Ein theologischer Entwurf. Freiburg im Breisgau, Herder-Verlag GmbH

Slotala, Lukas/Bauer, Ullrich (2009): „Das sind manchmal bloß die fünf Minuten, die fehlen." Pflege zwischen Kostendruck, Gewinninteressen und Qualitätsstandards. In: Pflege&Gesellschaft, 1: 54–66

Stotz, Waldemar/Wedel-Klein, Anne (2013): Employer Branding. Mit Strategie zum bevorzugten Arbeitgeber. München, Oldenbourg Verlag

Varnberg, Viktor J. (2009): Die Akzeptanz von Institutionen. In: Korff, Wilhelm (Hrsg.), Handbuch der Wirtschaftsethik Band 2. Ethik wirtschaftlicher Ordnungen. Berlin, Univ. Press: 38–50

Vogt, Markus (1997): Sozialdarwinismus. Wissenschaftstheorie, politische und theologisch-ethische Aspekte der Evolutionstheorie. Freiburg im Breisgau, Herder Verlag

Weidner, Frank (2019): Pflege in Deutschland: Gesellschaftliche und gesundheitspolitische Dimension. In: Prölß, Joachim et al. (Hrsg.), Pflegemanagement. Strategien, Konzepte, Methoden. Berlin, Medizinisch Wissenschaftliche Verlagsgesellschaft: 9–12

Wilson, Edward O. (1980): Biologie als Schicksal. Die soziobiologischen Grundlagen menschlichen Verhaltens. Frankfurt am Main – Berlin – Wien, Ullstein Verlag

Wolff, Horst-Peter/Wolff, Jutta (2008): Krankenpflege. Einführung in das Studium ihrer Geschichte. Frankfurt am Main, Mabuse-Verlag GmbH

Zander, Britta et al. (2011): Studie spürt Gründen für Burnout nach. Psychische Erkrankungen kommen in der Pflegebranche überproportional häufig vor. In: Pflegewissenschaft, 2: 98–101

Zelinka, Udo (1994): Normativität der Natur – Natur der Normativität. Eine interdisziplinäre Studie zur Frage der Genese und Funktion von Normen. Freiburg Schweiz, Universitätsverlag

Zelinka, Udo (2006): Art. Institution, Institutionalisierung. In: Kasper, Walter (Hrsg.), Lexikon für Theologie und Kirche, Bd 5. Freiburg im Breisgau, Herder-Verlag: 545–546

Zenger, Erich (2006⁶): Theorien über die Entstehung des Pentateuch im Wandel der Forschung. In: Zenger, Erich et al. (Hrsg.), Einleitung in das Alte Testament. Stuttgart, W. Kohlhammer-Verlag GmbH: 74–123

Zieher, Jürgen/Ayan, Türkan (2016): Karrierewege von Pflegeakademikern. Ergebnisse einer bundesweiten Absolventenbefragung zu Ausbildung, Studium und Beruf. In: Pflege&Gesellschaft, 1: 47–63

Onlinepublikationen

BA (2019): Statistik der Bundesagentur für Arbeit. Berichte: Blickpunkt Arbeitsmarkt – Arbeitsmarktsituation im Pflegebereich. Nürnberg, https://statistik. arbeitsagentur.de/Statischer-Content/Arbeitsmarktberichte/Berufe/generische-Publikationen/Altenpflege.pdf (Zugriff: 19.03.2020)

BÄK/KBV (2008): Persönliche Leistungserbringung – Möglichkeiten und Grenzen der Delegation ärztlicher Leistungen, https://www.bundesaerztekammer.de/file admin/user_upload/downloads/Empfehlungen_Persoenliche_Leistungserbring ung.pdf (Zugriff: 17.03.2020)

BGB: https://www.gesetze-im-internet.de/bgb/__613.html

Bayerische Staatskanzlei: Gesetz über die Universitätsklinika des Freistaates Bayern (Bayerisches Universitätsklinikagesetz – BayUniKlinG), https://www. gesetze-bayern.de/Content/Document/BayUniKlinG (Zugriff: 16.03.2020)

BMJV: PflBG, http://www.gesetze-im-internet.de/pflbg/index.html#BJNR2581100 17BJNE000500000 (Zugriff: 16.03.2020)

Borgstedt, Silke (2020): Sinus-Jugendbefragung: Kindertagesbetreuung & Pflege – attraktive Berufe? Qualitative und quantitative Forschung mit Jugendlichen und jungen Erwachsenen im Alter von 14 bis 20 Jahren. Hrsg. Vom Sinus-Institut, https://www.bmfsfj.de/blob/158240/dddec08758972ec83d43f233d9ofc8d7/ 20200607-sinus-jugendbefragung-data.pdf (Zugriff: 29.07.2020)

Bräutigam, Christoph et al. (2014): Arbeitsreport Krankenhaus. Eine Online-Befragung von Beschäftigten deutscher Krankenhäuser. Hrsg. von der Hans-Böckler-Stiftung. Düsseldorf, http://www.boeckler.de/pdf/p_arbp_306.pdf (Zugriff: 31.10.2016)

Bundesleitung des dbb beamtenbund und tarifunion (2020): Monitor öffentlicher Dienst 2020, https://www.dbb.de/fileadmin/pdfs/2020/monitor_oed_2020.pdf (Zugriff 31.03.2020)

Buxel, Holger (2011): Jobverhalten, Motivation und Arbeitsplatzzufriedenheit von Pflegepersonal und Auszubildenden in Pflegeberufen. Ergebnisse dreier empirischer Untersuchungen und Implikationen für das Personalmanagement und -marketing von Krankenhäusern und Altenpflegeeinrichtungen. Münster, https://www.fh-muenster.de/oecotrophologie-facility-management/downloads /holger-buxel/2011_Studie_Zufriedenheit_Pflegepersonal.pdf (Zugriff: 27.04.2017)

Dichter, Martin et al. (2010): Burnout von beruflich Pflegenden vor und nach dem Verlassen der Einrichtung, http://www.next.uni-wuppertal.de/index.php? artikel-und-berichte-1 (Zugriff: 17.05.2017)

Europäische NEXT-Studie (2005), http://www.next.uni-wuppertal.de/index.php (Zugriff: 09.05.2017)

GfK-Nürnberg, Gesellschaft für Konsum-, Markt- und Absatzforschung e.V. (2018): Trust in Professions 2018 -eine Studie des GfK Vereins. Von Feuerwehrleuten bis zu Politikern. Nürnberg, https://www.nim.org/sites/default/files/med ien/135/dokumente/2018_-_trust_in_professions_-_deutsch.pdf (Zugriff: 19.03.2020)

Hasselborn, Hans-Martin et al. (2005): Wunsch nach Berufsausstieg bei Pflegepersonal in Deutschland. In: Hasselborn- Hans-Martin et al., hrsg. von der Bundesanstalt für Arbeitsschutz und Arbeitsmedizin: Berufsausstieg bei Pflegepersonal. Arbeitsbedingungen und beabsichtigter Berufsausstieg bei Pflegepersonal in Deutschland und Europa. Dortmund – Berlin – Dresden, Wirtschaftsverlag NW: 135–146, http://www.next.uni-wuppertal.de/index.php?buchveroeffen tlichung (Zugriff: 09.05.2017)

Hochschulmedizingesetz des Landes Sachsen-Anhalt (HMG LSA), https://www. landesrecht.sachsen-anhalt.de/bsst/document/jlr-HSchulMedGSTrahmen (Zugriff 17.03.2020)

Isfort, Michael et al. (2010): Pflege-Thermometer 2009. „Eine bundesweite Befragung von Pflegekräften zur Situation der Pflege und Patientenversorgung im Krankenhaus". Hrsg. vom Deutschen Institut für angewandte Pflegeforschung e.V. (DIP). Köln, http://www.dip.de/fileadmin/data/pdf/material/dip_Pflege-Thermometer_2009.pdf (Zugriff: 03.05.2017)

Isfort, Michael et al. (2018): Pflege-Thermometer 2018. Eine bundesweite Befragung von Leitungskräften zur Situation der Pflege und Patientenversorgung in der stationären Langzeitpflege in Deutschland. Hrsg. vom Deutschen Institut für angewandte Pflegeforschung e.V. (DIP). Köln, https://www.dip.de/fileadmin /data/pdf/projekte/Pflege_Thermometer_2018.pdf (Zugriff: 19.03.2020)

Sachverständigenrat zur Begutachtung der Entwicklung im Gesundheitswesen (SVR) (2012): Wettbewerb an der Schnittstelle zwischen ambulanter und stationärer Versorgung. Sondergutachten 2012. Bonn, http://dip21.bundestag.de/dip 21/btd/17/103/1710323.pdf (Zugriff: 04.05.2017)

Schröer, Laura (2016): Erwerbsminderungsrenten in der Krankenpflege. Erklärungsansätze und Handlungsempfehlungen, hrsg. vom Institut Arbeit und Technik. Gelsenkirchen, http://www.iat.eu/forschung-aktuell/2016/fa2016-01. pdf (Zugriff: 03.07.2020)

Van der Schoot, Esther et al. (2005): Burnout im Pflegeberuf in Europa. In: Hasselborn- Hans-Martin et al., hrsg. von der Bundesanstalt für Arbeitsschutz und Arbeitsmedizin: Berufsausstieg bei Pflegepersonal. Arbeitsbedingungen und beabsichtigter Berufsausstieg bei Pflegepersonal in Deutschland und Europa. Dortmund – Berlin – Dresden, Wirtschaftsverlag: NW: 57–62, http://www.next.uni-wuppertal.de/index.php?buchveroeffentlichung (Zugriff: 09.05.2017)